CONFÉRENCES

SUR LES

ERREURS ET LES DANGERS

DES ENSEIGNEMENTS ET PRATIQUES
DES SECTES SACERDOTALES, MÉDICALES, MAGNÉTIQUES
ET HYPNOTIQUES

PAR LE

Zouave Jacob

D'après les témoignages écrits des plus grandes célébrités

HIPPOCRATE, SYDENHAM, MAGENDIE
LE MÉDECIN TRAPPISTE DE BREYNE, BROUSSAIS
TROUSSEAU, BICHAT, PIORRY, FRANKLIN, LAVOISIER, GUILLOTIN
BORDEU, MARCHAL DE CALVI, CLAUDE BERNARD, MESMER, PUYSEGUR
DESLON, ARAGO, DE MIRVILLE, ALEXANDRE DUMAS
DESBAROLLES, LIÉBAULT, FORCACHON, DUMONTPALLIER, LAROUSSE
HARTING, BEAUNIS, PAUL GIBIER, ETC... ROIS, PAPES
INQUISITEURS, ETC., ETC., ETC.

EN VENTE
CHEZ L'AUTEUR, 20, RUE MONTENOTTE (ÉTOILE)
ET CHEZ TOUS LES LIBRAIRES

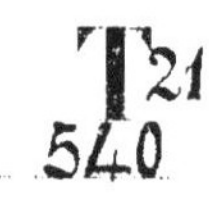

OUVRAGES

DU ZOUAVE JACOB

Pensées du zouave Jacob, 1 volume in-12. (Épuisé.) 3 50

Cet ouvrage, qui avait été dénaturé par l'éditeur Repos, et dont nous avons recouvré la propriété par la voix des Tribunaux (en Cour d'appel), reparaîtra prochainement revu et corrigé.

Hygiène naturelle, 12e édition. 1 volume in-12. (Épuisé.) . . . 3 »

Charlatanisme de la Médecine, son ignorance et ses dangers, appuyés par les assertions des célébrités médicales et scientifiques depuis Hippocrate jusqu'à Claude Bernard. 29e édition. 1 vol. in-8. 1 50

Hygiène du zouave Jacob, publié en 4 parties, comprenant 2 volumes, in-8 . . . . 10 »

Chaque partie séparément 1 50

Extrait du charlatanisme de la médecine, brochure. 0 50

Théurgie et Théurges, brochure in-12. . . . . 0 75

Conférences sur les dangers des enseignements et pratiques des sectes sacerdotales, médicales, magnétiques et hypnotiques, d'après les témoignages écrits des plus grandes célébrités. 1 vol. in-8 . . 3 50

Chaque conférence séparément. 0 75

Émile Colin. — Imprimerie de Lagny.

CONFÉRENCES

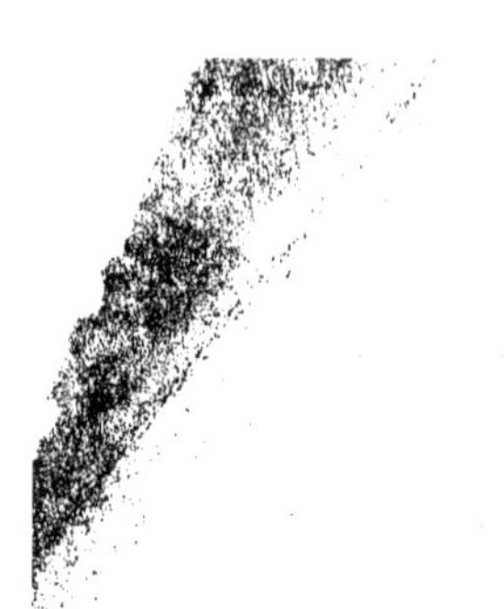

OUVRAGES

DU ZOUAVE JACOB

Pensées du zouave Jacob, 1 volume in-12. (Épuisé.). 3.50

Cet ouvrage, qui avait été dénaturé par l'éditeur Repos, et dont nous avons recouvré la propriété par la voix des Tribunaux (en Cour d'appel), reparaîtra prochainement revu et corrigé.

Hygiène naturelle, 12e édition. 1 volume in-12. (Épuisé.). . . 3 »

Charlatanisme de la Médecine, son ignorance et ses dangers, appuyés par les assertions des célébrités médicales et scientifiques depuis Hippocrate jusqu'à Claude Bernard. 29e édition. 1 vol. in-8. 1.50

Hygiène du zouave Jacob, publié en 4 parties, comprenant 2 volumes, in-8 . . . . 10. »

Chaque partie séparément 1.50

Extrait du charlatanisme de la médecine, brochure. 0.50

Théurgie et Théurges, brochure in-12. . . . . 0.75

Conférences sur les dangers des enseignements et pratiques des sectes sacerdotales, médicales, magnétiques et hypnotiques, d'après les témoignages écrits des plus grandes célébrités. 1 vol. in-8. . 3.50

Chaque conférence séparément. 0.75

Émile Colin. — Imprimerie de Lagny.

CONFÉRENCES

SUR LES

ERREURS ET LES DANGERS

DES ENSEIGNEMENTS ET PRATIQUES
DES SECTES SACERDOTALES, MÉDICALES, MAGNÉTIQUES
ET HYPNOTIQUES

PAR LE

Zouave Jacob

D'après les témoignages écrits
des plus grandes célébrités

HIPPOCRATE, SYDENHAM, MAGENDIE
LE MÉDECIN TRAPPISTE DE BREYNE, BROUSSAIS
TROUSSEAU, BICHAT, PIORRY, FRANKLIN, LAVOISIER, GUILLOTIN
BORDEU, MARCHAL DE CALVI, CLAUDE BERNARD, MESMER, PUYSEGUR
DESLON, ARAGO, DE MIRVILLE, ALEXANDRE DUMAS
DESBAROLLES, LIÉBAULT, FORCACHON, DUMONTPALLIER, LAROUSSE
HARTING, BEAUNIS, PAUL GIBIER, ETC... ROIS, PAPES
INQUISITEURS, ETC., ETC., ETC.

EN VENTE
CHEZ L'AUTEUR, 20, RUE MONTENOTTE (ÉTOILE)
ET CHEZ TOUS LES LIBRAIRES

CONFÉRENCES
SUR LES ERREURS ET LES DANGERS
DES ENSEIGNEMENTS ET PRATIQUES
DES SECTES SACERDOTALES
MÉDICALES, MAGNÉTIQUES ET HYPNOTIQUES

PREMIÈRE CONFÉRENCE

Mesdames, Messieurs,

En ces temps de luttes désespérées où les nations se convulsionnent dans un délire d'émancipation, où les honneurs sont aux enchères de la publicité et de l'intrigue, on ne saurait mettre en doute que les classes dirigeantes se targuent de l'orgueilleuse prétention de maintenir la suprématie de leurs erreurs en s'appuyant sur les préjugés et la routine, déversant du haut des chaires officielles un faux savoir qui a pour but d'abrutir la pensée humaine afin de mieux l'asservir et l'exploiter.

Si nous voulons nous convaincre de cette vérité, écartons un peu le suaire qui enveloppe les castes tantômes scientifiques de certaines écoles dirigeantes — de par la loi. — Nous voulons tout d'abord parler en particulier de la médecine, armée de ses diplômes; et nous allons prouver, par les assertions des célébrités de ses écoles, que c'est la science la plus arriérée, la plus erronée dans ses théories multiples et ses systèmes contradictoires : ce qui a fait dire à Claude Bernard « qu'elle est encore dans l'empirisme le plus grossier. »

D'accord avec la masse des populations qui souffre de ses pratiques dangereuses, nous nous demandons avec inquiétude si la médecine sortira enfin de l'ornière où elle est embourbée. Arrivera-t-elle à prouver qu'elle repose sur des données exactes et qu'on peut placer le médecin, sans l'exposer à rougir de honte, aux côtés d'un praticien d'une science positive quelconque?

Répondez, esprits forts, pourquoi la médecine grouille-t-elle aussi honteusement dans un pathos de méthodes, de systèmes, de théories aussi contradictoires et aussi bètes que les élucubrations d'une Académie qui, au dire de Stahl « tue sept malades sur dix ».

Pourquoi, en ces temps d'émancipation et de progrès, ce privilège qui abrite de telles erreurs, que le célèbre professeur d'anatomie de la Faculté de Paris, Béclart, comparant le progrès des sciences exactes à l'ignorance de la médecine, a pu dire ces paroles mémorables (*Esprit des Doct. médicales*, Montpellier, p. 93 et 94): « Les autres sciences sont achevées, et j'oserai dire parfaites. En médecine, au contraire, aucune partie n'est achevée: les vérités les mieux affermies semblent, ou sont réellement menacées par des idées nouvelles.

Chaque nouvelle pierre qu'on ajoute ébranle un édifice qui n'a rien de fixe, et qui peut recevoir, de tous les points, des pièces de rechange. »

Ch.-Joseph Marchal de Calvi, académicien et professeur, ancien médecin principal des armées, disait (*France, méd. et pharm.*) « qu'il n'y a plus en médecine, et depuis longtemps, ni principes, ni foi, ni loi. »

Enfin, pénétrons tout à fait dans le sanctuaire des princes du savoir médical ; écoutons quelques-uns de ces oracles qui tiennent en main le sceptre de la science, qui prétendent être le flambeau du progrès, et voyons qu'elles ont été leurs convictions, la divergence de leurs idées.

Nous trouvons sur les marches du sanctuaire le docteur Chauvet se récriant avec indignation contre les écoles médicales, dont les professeurs affichent et prônent un matérialisme désespérant. « Si j'interroge, dit-il, la philosophie sensualiste ou matérialiste, née du péripatéticisme, et nettement formulée par Locke, Condillac et Cabanis, qui n'ont été ici, du reste, que les échos de l'encyclopédisme du XVIIIe siècle, elle chargera le professeur Bérard, doyen de la Faculté de médecine de Paris, inspecteur des études médicales, de me donner cette ignoble définition : « L'homme est un mammifère monodelphe et bimane !!. »

» Enfin, tout le monde connaît cette définition classique : « L'homme est un animal raisonnable. »

» Le professeur de physiologie de Paris Bérard, le fait descendre au niveau..., que dis-je !... au-dessous de la brute..., du singe, par exemple, qui est bien, comme l'homme, un mammifère monodelphe, mais qui a de plus que celui-ci quatre mains (quadrumane) au lieu de deux... Or, la main étant plus noble que le pied, il résulte de là, en bonne arithmétique, qu'il faut au moins deux grands hommes pour valoir un petit singe.

» Jusques à quand, enfin, le mensonge et la folie trône-ront-ils sur la chaire d'où devraient rayonner la vérité et la sagesse? Jusques à quand l'enseignement des hautes sciences sera-t-il livré aux barbares?... Jusques à quand laissera-ton l'orgueilleuse Faculté insulter la dignité de l'homme, semer l'erreur et la corruption sous les pas de la jeunesse? — Voyageurs attardés sur la route du progrès social, votre doctrine est un anachronisme... Vous persistez à démolir, quand il ne s'agit plus que de reconstruire... Vous voulez recommencer Voltaire, et vous oubliez que Voltaire est mort..., si bien mort, qu'il ne peut plus revivre... — Entre Voltaire et vous, il y a le temps et la distance de Bayard à Don Quichotte. — Vous vous escrimez à pourfendre, à écraser l'infâme, et il n'y a plus d'infâme à écraser... si ce n'est votre philosophie.

» Ces démolisseurs titrés d'hommes sont-ils de bonne foi?.. Je le crois peu... Essayez donc d'apostropher l'un d'eux à peu près en ces termes : Monsieur, vous ne valez pas un singe... Vous ne différez que de quelques degrés du cheval qui vous traîne à votre chaire ; vous êtes à peu près un *âne*... Et vous verrez comme il prendra la chose.

» Qu'est-ce que la médecine? ajoute ce brave et consciencieux docteur; un cahos discordant d'hypothèses absurdes qui ravalent l'homme fort au-dessous de la plus grossière machine, et élève le savetier fort au-dessus du plus habile médecin ! »

Le docteur de Breyne, religieux de la Trappe, pousse aussi son cri d'alarme devant les nombreuses victimes de la prétendue science médicale : « C'est donc quelquefois, dit-il, un châtiment de la Providence que de tomber entre les mains des médecins, qui vous exécutent savamment, consciencieusement et promptement. »

Le célèbre docteur Goazet, dans un de ses discours, a avoué que l'expérience d'une longue pratique lui avait appris que : « Dans les maladies ordinaires, les gardes-malades en savent autant que les médecins, et dans les cas extraordinaires, les médecins n'en savent pas plus que les gardes-malades.

On ne saurait être plus catégorique et plus franc.

Le docteur Lieutau Joseph, médecin des enfants de France et premier médecin du roi, à propos des médecins qui accréditent des systèmes qui ont donné quelques résultats de guérison, constate avec la certitude du praticien qui a vieilli au chevet des patients que : « Les malades d'une forte constitution et qui résistent à la maladie et aux remèdes, croient bonnement devoir leur guérison au traitement quelconque qu'ils ont subi, et celui qui en était chargé se garde bien de les détromper. »

Il y a deux mille ans, le père de la médecine, Hippocrate disait : (du régime dans les maladies aiguës) « Un médecin prescrit une diète sévère, un autre permet des aliments, survient un troisième qui les défend, de sorte qu'il n'est pas étonnant qu'on dise alors de l'art médical qu'il ressemble à la sciences des augures. »

Déjà le « Mercure » de Février 1772 rapportait que le divin Platon, qui était médecin comme tous les grands philosophes de la Grèce, regardait la médecine « comme aussi préjudiciable aux particuliers qu'à la société. » Et si nous arrivons au XVIme siècle, nous voyons que la médecine est toujours aussi dangereuse, car l'illustre Paracelse, que le frétin médical a traité de visionnaire et de fou, parce qu'il opérait des cures merveilleuses à l'aide du fluide des ESPRITS BLANCS, se récriait très-fort contre la pratique de la médecine de son temps qui n'avait fait aucun progrès depuis Hippocrate. « Vous disséquez, disait-il, des pendus, et devant le mal vous restez comme un veau devant un évêque. »

Gui Patin, qui exerçait également la médecine vers le milieu du dix-septième siècle, avait une telle horreur de la médecine, qu'il disait « qu'elle vous envoyait en l'autre monde sûrement et promptement. »

L'illustre Boerhaave dont la renommée était si grande que les Princes et les Rois faisaient antichambre chez lui, s'écriait, après une vie de pratique régulière (histoire médicale p. 401.): « Si l'on vient à peser mûrement le bien qu'a procuré aux hommes une poignée de vrais fils d'Esculape, et le mal que l'immense quantité de médecins a fait au genre humain depuis l'origine de l'art jusqu'à ce jour, on pensera sans doute qu'il serait plus avantageux qu'il n'y eût jamais eu de médecins dans le monde.

Ce grand homme, qui n'avait jamais pu, à l'aide de sa science médicale, se guérir de la goutte qui l'emporta dans l'autre monde, avait ordonné, par testament, que ses héritiers brûlassent toute sa bibliothèque, tous ses manuscrits et papiers, à l'exception d'un grand in-folio, magnifiquement relié et doré sur tranches. Après sa mort, l'avidité des héritiers se porta sur le riche volume, qu'on croyait sûrement devoir renfermer des trésors scientifiques. Mais, ô déception ! le grand livre ne contenait absolument que des pages blanches, sauf la dernière feuille où étaient écrits ces mots en gros caractères : « Conservez-vous la tête fraîche, les pieds chauds, et moquez-vous des médecins. »

A la fin du XVIme siècle, le fameux Stahl, médecin du roi de Prusse, et professeur célèbre par ses idées spiritualistes, disait que « la médecine tuait sept malades sur dix. » « Je voudrais s'écriait-il souvent, qu'une main hardie entreprît de nettoyer cette étable d'Augias. La science qu'on nous enseigne est peuplée d'erreurs. »

Pierre Frank regardait les médecins « comme des êtres dangereux, » et il conseillait aux gouvernements de les rendre responsables des milliers de meurtres qu'ils commettaient dans la chambre des malades ; il allait plus loin encore, ils les engageait à leur interdire la pratique de la médecine.

Sydenham, surnommé l'Hippocrate anglais, qui pratiquait vers la fin du XVIme siècle, affirme que « ce qu'on qualifie d'art médical est plutôt l'art de discuter que l'art de guérir. »

Le fameux Fédoré, un des membres les plus influents de la faculté de médecine, disait : (Hist. des Doct. médicales, p. 186.)

« Il suffit d'entrer dans un hôpital pour voir combien les médecins se ressemblent peu dans leur manière d'envisager les maladies et de les traiter; tout n'est, dans le fond, qu'un mélange bizarre de restes surannés de tous les systèmes, de faits souvent mal vus et mal observés, et de routines transmises par nos pères. »

Bordeu, nommé, dit Larousse, Médecin de l'Hôpital de la Charité avec le titre « d'Inspecteur, » créé exprès pour lui, ne tarda pas à s'élever au premier rang des praticiens de la capitale. » Exaspéré des terribles résultats de la pratique médicale il tonna si vigoureusement contre les médecins, instruments, disait-il, de souffrance et de mort, que tous les Diafoirus grands et petits se liguèrent contre lui. A leur tête se trouvait le fameux Bouvart (Philippe), professeur à la faculté et au collège de France et affublé du cordon de Saint-Michel. Ce Bouvart se rua contre Bordeu.

« Dans ses cours de chimie, ajoute Larousse, cours qui étaient très suivis, il (Bordeu) arrivait chaque année à une partie du cours où, à propos d'un gaz, le nom du médecin Bouvart était tout naturellement amené, et suivi de ces mots : « Cet assassin qui a tué mon frère » — « que voilà » — Et il désignait du doigt son frère qui lui servait de préparateur, et que Bouvart avait traité dans une maladie. »

Bouvart hors de lui, la rage dans l'âme, se mit donc à

la tête des nombreux détracteurs de Bordeu et alla jusqu'à l'accuser d'avoir volé les bijoux d'un riche malade qu'il conduisait aux eaux minérales et qui était mort pendant le voyage.

Cette calomnie, ajoutée à tant d'autres, ne tarda pas à faire son effet. Le fameux Thierry, dont les intrigues politiques et républicaines sont bien connues, appelé à toutes sortes de fonctions par Louis-Philippe qui, pour mieux le gagner à sa cause, l'éleva au rang de chirurgien royal, usa de tout son crédit pour faire rayer Bordeu de la liste des médecins de la Faculté, et il fallut un arrêt des Cours souveraines pour le rétablir dans la jouissance de ses droits. Telle était même l'odieuse conduite de ses ennemis, qu'il n'aurait pu visiter ses malades sans danger pour sa vie, si le prince de Conti ne lui eût prêté, pour courir la ville, son équipage et sa livrée.

Voilà comment Bordeu, le célèbre précurseur de Bichat, était traité par ses collègues : les sectes religieuses n'en font pas plus.

Et Bordeu n'est pas le seul des hautes célébrités académiques qui se soit récrié contre l'ignorance, les abus et les dangers de la pratique médicale, et si nous nous en rapportons au célèbre Bichat, qui a l'honneur d'avoir sa statue sur les marches de l'Ecole de médecine de Paris, nous voyons qu'il dit : (Anatomie générale, considérations générales). « Il n'y a pas eu, en matière médicale, de systèmes généraux, mais cette science a toujours été influencée par ceux qui ont dominé en médecine. Chacun a reflué sur elle, si je puis m'exprimer ainsi : de là le vague, l'incertitude qu'elle nous présente aujourd'hui; elle est, peut-être, de tous les systèmes physiologiques, celui où se peignent le mieux les travers de l'esprit humain. Que dis-je? ce n'est point une science pour un esprit méthodique, c'est un assemblage informe d'idées inexactes, d'observations souvent puériles, de moyens illusoires, de formules aussi bizarrement conçues que fastidieusement assemblées. On dit que la pratique de la médecine est rebutante, je dis qu'elle n'est pas, sous certains rapports, celle d'un homme raisonnable, etc... »

Un médecin célèbre, à qui nous faisions lire un jour cette assertion de Bichat, s'écria : « Oui, j'avance que Bichat avait raison, c'était un savant qui a fait bon marché des vieilles coutumes, mais, depuis 1801, époque où il publia cet ouvrage, la science médicale, à laquelle il donna une réelle impulsion, a fait d'immenses progrès. » A cette affirmation, au moins hasardée, nous avons opposé ces paroles plus récentes du professeur Claude Bernard, dont il ne pouvait contester la compétence et le grand savoir :

« Lorsqu'en 1847 j'inaugurai mon cours, écrit le célèbre professeur, voilà ce que je disais en commençant :

« Messieurs, la médecine scientifique, que je suis chargé de vous enseigner, n'existe pas : elle n'existe pas comme science expérimentale. La médecine expérimentale correspond à la thérapeutique, au traitement des maladies. Aujourd'hui, cette médecine n'existe pas : elle est plongée dans l'empirisme. Là, l'ignorant, le charlatan et le médecin instruit, se confondent plus d'une fois, de sorte que ceux qui se placent au point de vue des traitements des maladies, ont vraiment raison de dire que leur médecine n'est pas une science. Voilà pourquoi le traitement en principe des maladies, que l'on pratique depuis un temps immémorial, n'a jamais pu constituer la thérapeutique scientifique, c'est-à-dire la vraie science médicale expérimentale. Pour cela, il faut que la médecine expérimentale soit fondée, et que le médecin soit en état de comprendre le mécanisme des maladies et l'action des agents médicamenteux. Aujourd'hui, un médecin appelé près d'un autre médecin, est donc à la fois dans la science et dans *l'empirisme*. Il s'appuie sur une science d'observation quand il reconnaît l'affection de son malade, mais, quand il la traite, il n'a pour guide que l'empirisme, et il agit souvent au milieu de l'obscurité la plus complète. Cet état boiteux de la médecine qui, en ce moment, n'est, en quelque sorte, qu'une moitié de science, explique les opinions contradictoires qu'on peut émettre sur son compte, et motive notre distinction d'une médecine d'observation, qui est constituée, et d'une médecine expérimentale, qui est encore à faire. Mais l'art expérimental en physiologie et en médecine expérimentale est encore dans l'empirisme le plus grossier, et il est de la plus haute importance d'introduire dans cette expérimentation une critique et une discipline rigoureuses, comme il en existe dans les sciences expérimentales physico-chimiques, etc., etc. ».

Vous croyez peut-être, lecteurs, que ce médecin

célèbre, professeur à l'Académie de médecine, à qui nous nous adressions, se tint pour battu par ces arguments irréfutables ?... Ah ! que non pas... il parla alors de lui, de ses prétendus spécifiques, de ses cures merveilleuses, « disant qu'il était un des élèves du professeur Piorry, qu'il était très sûr des résultats du plessimètre, etc., » et ajouta péremptoirement : « La médecine, comme la religion, est soutenue par l'État, et rien ne pourra en arrêter l'essor..... » enfin s'en tira par toutes sortes de mauvaises raisons.

Qu'est-ce que Piorry ? Qu'est-ce que son plessimètre ?

Le trop fameux Piorry, qui déjà, depuis 1816, soutint dans sa thèse de docteur une théorie « sur *les dangers de la lecture des livres de médecine par les gens du monde*, » pour ce motif sans doute que cette lecture aurait dévoilé les pratiques dangereuses de la médecine, attaque vigoureusement son collègue Claude Bernard, en voulant, par des argumentations entortillées, prouver au célèbre professeur que rien n'est plus clair, plus précis, plus mathématique même que l'art de guérir à l'aide des drogues *puantes* et *nauséabondes* de la pharmacopée, administrées à la suite de ses observations faites à l'aide du *plessimètre* à *percussion médiate*, qui est de l'invention d'un nommé Avenbrugger, de Vienne (1765), importé en France par Corvisart, et que Piorry qualifia de percussion *médiate* au lieu de percussion *immédiate*, nom que lui avait primitivement donné Avenbrugger. En médecine, changer le nom d'une vieille théorie erronnée pour la ressusciter sous une autre forme, depuis Hippocrate, c'est toujours la même chose.

« Toutefois, exagérant singulièrement le mérite de sa *découverte*, s'écrie un de ses collègues, l'aliéniste Claude Lachaise, M. Piorry se crut, dès ce moment où elle reçut l'assentiment général, appelé au rôle de réformateur. Ne rêvant que percussion et plessimètre, il prit un langage à part et se créa une sorte d'existence idéale, qui témoigne d'une connaissance incomplète ».

« Le plessimètre, dit M. Piorry, dans une conférence du 26 février 1869, est un petit instrument de bois ou d'ivoire permettant, selon lui, de reconnaître les lésions les plus profondes et de les rapporter très fidèlement sur le papier, afin d'avoir sous les yeux la configuration de l'organe malade. » Ce trop célèbre docteur se sert également d'une petite plaque de métal qu'il applique sur le corps du patient qui a la naïveté de se prêter à cette ridicule manœuvre, et sur laquelle il frappe du doigt.

Le célèbre Magendie va nous édifier sur la valeur de la *découverte* de l'immortel Piorry de *plessimétrique* mémoire.

Un jour que Magendie était occupé à faire l'autopsie d'un cadavre, se présente Piorry, son plessimètre dans sa poche. « Vous êtes venu à propos, s'écria Magendie, auscultez ce cadavre, tracez-nous son cœur. » Piorry s'applique à prouver sa science en traçant les limites du cœur sur l'épiderme du cadavre. Mais, ô déception, en ouvrant la partie du cœur, Magendie, qui avait ménagé une surprise à son cher collègue, avait eu soin d'enlever par le dos le cœur si bien tracé par ce prince du savoir. Magendie éclata derire. Vous croyez peut-être, lecteurs, que cette mystification, qui lui arrivait souvent, l'empêcha de continuer? pas le moins du monde; il donnait même des cours aux colons du quartier latin. Mais un beau matin qu'il s'évertuait dans sa démonstration, il trouva à la place du cœur d'un cadavre des débris de légumes, de la paille, du foin, etc., etc.; les vétérans des écoles lui avaient ménagé cette surprise. Un désordre indescriptible, des trépignements, des cris de coq, et un charivari complet fut la suite de cette singulière aventure, et toutes ces preuves de son charlatanisme ne l'empêchèrent pas de continuer et de faire admettre cette ridicule théorie, dans le programme des examens des écoles contradictoires médicales de notre belle France.

Ecoutons maintenant un autre professeur autorisé, le docteur Frappart, élève de Broussais.

« Tous les vingt ans au plus, dit-il, il y a quelquefois deux systèmes dans la même école, et, ayant le même système, il n'y a pas quatre médecins qui puissent s'entendre au lit du malade. »

Devant toutes ces affirmations déplorables sur une prétendue science qui est contestée par ceux mêmes qui en sont les dépositaires; devant l'empirisme flagrant qui caractérise la médecine, nous sommes à nous demander ce que veut dire: « Médecine illégale » dans la bouche d'un juge, et où et comment il reconnaît la « médecine légale ». Nous serions curieux de savoir ce qu'il pense des appréciations du docteur Duclos, de la société d'Indre-et-Loire, quand il s'écrie dans son rapport (page 327 de l'*Annuaire des médecins* ; 1863) :

« Nous sommes tous les auxiliaires de la médecine illégale par nos dissensions intérieures. Il est vraiment difficile que le public prenne confiance en nous, quand nous ne cessons de nous témoigner mutuellement une complète et absolue défiance... Grâce à nos discordes, etc., etc., nous sommes tous, d'ailleurs, il faut bien l'avouer, à des idées d'un autre temps sur ce que nous appelons les droits de la médecine? Facilement, nous inclinons à considérer le malade comme étant, en quelque sorte, la propriété du médecin, idée parfaitement fausse, dont les pays plus avancés que le nôtre ont déjà fait justice, et qui nous conduit à réclamer toujours le concours de l'autorité. Erreur, profonde erreur. L'autorité n'a rien à voir là; si puissante quelle soit, elle n'imposera jamais à personne ce qui est l'unique et légitime raison d'être du médecin : Je veux dire la confiance. Le médecin vraiment digne de ce nom n'exerce pas seulement ni surtout en vertu du privilège que lui confère son titre : c'est la confiance qu'inspire son savoir et son caractère qui établit réellement sa situation. »

Maintenant, écoutons le célèbre Broussais qui, il y a un demi-siècle, était l'oracle du corps médical. Après une longue carrière de tâtonnements, d'empoisonnements plus ou moins scientifiques, accablé sans doute de déceptions et de remords, il s'écrie (*Examen des Doctrines médicales*, p. 286...) :

« Que l'on contemple les suites de cette torture médicinale, les cris de douleur, les physionomies grimaçantes, hideuses, le souffle brûlant de tous ces infortunés qui sollicitent un verre d'eau pour étancher la soif qui les dévore, sans pouvoir obtenir autre chose qu'une nouvelle dose du poison qui les a réduits à ce cruel état; que l'on voie ces innombrables victimes passer de cette violente agitation à un abattement total, inonder leurs membres de sueur et terminer ainsi leur vie; que l'on réfléchisse bien sur l'impossibilité où sont tous ces malheureux incendiés d'éviter un pareil sort, à moins que la nature ne produise une crise violente; que l'on pense aux dangers de ces mêmes crises, qui, quand elles ne sont pas elles-mêmes causes de la mort, peuvent laisser à leur suite des cécités, des surdités, des paralysies, un état d'imbécillité, la mutilation des membres, une santé tellement affaiblie, qu'il faut des mois, des années, et toute la vigueur du jeune âge pour revenir à l'état habituel de santé. Que l'on promène ses regards sur la société pour y voir ces physionomies moroses, ces figures pâles et plombées, qui passent leur vie entière à écouter leur estomac digérer, et chez qui les médecins rendent encore la digestion plus lente et plus douloureuse par des mets succulents, des élixirs, des pastilles, des conserves, jusqu'à ce que leurs victimes succombent à la diarrhée, à l'hydropisie ou au marasme. Que l'on remarque, à côté, ces obstrués qui remplissent journellement leur vases du produit de leurs pilules et de leurs eaux fondantes, jusqu'à ce qu'ils aient partagé le sort des précédents. Que l'on observe ces créatures à peine sorties du berceau, dont la langue se déssèche et rougit; dont le regard commence déjà à exprimer la langueur, dont l'abdomen s'élève et devient brûlant, dont le cœur précipite ses pulsations sous l'influence des élixirs amers, des vins antiscorbutiques, des sirops sudorifiques, mercuriels, dépuratifs, qui doivent les conduire à la consomption, à la mort. Que l'on examine attentivement ces jeunes gens d'un coloris brillant, pleins d'activité et de vie, qui commencent à tousser, et chez lesquels on décuple l'irritation par des vésicatoires, le lichen, le quinquina, jusqu'à ce que l'opiniâtreté des accidents les fassent déclarer atteints de tubercules innés, et les associe aux nombreuses victimes que l'entité qualifie du nom de phthisies pulmonaires ; que l'on se persuade maintenant qu'en agissant avec énergie pour arrêter les phlegmasies, dans leurs premières explosions, et s'opposant, pendant leur activité et dans leur état chronique à l'influence des agents qui peuvent les entretenir, on diminuerait peut-être quatre-vingt-dix-neuf centièmes des sommes de calamités dont je viens d'exposer le tableau, et que l'on prononce si la médecine a été plus nuisible qu'utile à l'humanité. Je conviens bien qu'elle a rendu à l'être souffrant le service de lui offrir des consolations, en le berçant d'un chimérique espoir, mais il faut convenir qu'une pareille utilité est loin de se révéler au milieu des autres sciences, puisqu'elle semble la placer sur la ligne de l'astrologie, de la superstition et de tous les genres de charlatanisme. En somme, la médecine ne possède encore que des aperçus et des données générales pour devenir une science. »

Et si nous ne sommes pas suffisamment édifiés par cet aveu d'un professeur des plus accrédités, écoutons encore le docteur Frappart.

« J'ai un profond dégoût de la médecine », disait-il dans ses lettres adressées aux docteurs Broussais (son maître), Bouillaud, qui professa à l'hôpital de la Charité, disciple aussi de Broussais, Bazille, Douillet. « Votre science est dans l'anarchie, votre profession dans la décadence, votre métier est sur le bord de l'abîme; vous n'avez point de corps médical, vous vivez dans l'isolement, dans le mépris les uns des autres ; la déconsidération vous envahit de toutes parts ; vous êtes sans résistance comme sans puissance, et partant, le moindre choc, longtemps et courageusement répété, achèvera de vous perdre. Dans votre intérêt, songez-y, messieurs, ne vous occupez que de vos ulcères qui vous rongent, et ne m'obligez pas de les agrandir ; vous savez bien que le puis, car je connais les secrets de votre église. »

Voici un extrait de la deuxième lettre adressée par le docteur Chauvet au docteur Bretoneau :

« Monsieur le Docteur,

« Nous pouvons dire, dès à présent, que la médecine n'est pas seulement le MARTYROLOGUE DES MALADES, mais encore la source la plus féconde des maux qui accablent l'humanité...

« Que l'on réunisse par la pensée tous les fléaux que le genre humain est condamné à subir en punition de ses crimes, je me charge de prouver qu'ils sont loin de représenter la somme des malheurs de tout genre engendrés par cet art funeste...

» La guerre, la peste, les épidémies, les convulsions du globe, et de tous les désastres qui viennent périodiquement rappeler à l'homme, trop oublieux de ses destinées, qu'il y a une justice au ciel, saisissent vivement l'imagination par le grand nombre des victimes qu'ils frappent *à la fois;* mais ce ne sont là, en définitive, que des calamités passagères, intermittentes, locales. Tandis que l'infatigable bras d'Esculape ne se repose jamais... Dans tous les temps, dans tous les lieux, dans la chaumière, au palais, de la plus pauvre mansarde au riche et splendide hôtel, partout, toujours, il va torturant, fauchant, moissonnant des millions de créatures humaines, qui courent elles-mêmes, pleines de foi et d'espérance, au-devant du supplice, de la mort... — Confiance fatale! funeste sécurité... — C'est l'enfant qui s'endort sur le bord d'un précipice : Quel sera son réveil?...

« Les médecins donnent la torture et la mort avec la même *bonne foi* que leurs clients mettent à la recevoir... »

» Mais comment en serait-il autrement? s'écrie le docteur Morizon (*Nouv. vérités médic.*. Est-ce en lisant dans nos universités, nos collèges, les traités innombrables d'opinions qui se contredisent à chaque instant, ou qui ne combattent que pour la gloire d'une existence éphémère, est-ce en lisant de tels ouvrages que l'on peut arriver? »

Le Grec Hippocrate, l'illustre fondateur de la plus ancienne et de la plus célèbre école médicale, né à Cos, 460 ans avant notre ère, d'une renommée si grande, que les Athéniens lui érigèrent, comme à un dieu, une statue de fer avec cette inscription : *A Hippocrate, notre sauveur et notre bienfaiteur,* tonnait déjà vigoureusement contre le charlatanisme des médecins de son temps en disant : « Un médecin prescrit une diète sévère, un autre permet des aliments; survient un troisième qui les défend. De sorte qu'il n'est pas étonnant qu'on dise alors de l'art médical qu'il ressemble à la science des augures. » (*Du régime dans les maladies aiguës.*)

Si nous écoutons le célèbre Fedoré, de l'Académie de médecine, il en est de même aujourd'hui, quand il dit : « Sans chercher des exemples si loin de nous, il suffit d'entrer dans un hôpital pour voir combien les médecins se ressemblent peu dans leur manière d'envisager les maladies et de les traiter. » (*Hist. de quelques doctrines médicales.*)

« Consultez vingt médecins, a dit le docteur Audin-Rouvière, n'aurez-vous pas vingt avis différents. » (*La Médecine sans médecin.*)

Le célèbre J.-M. Guardia, dans son ouvrage : *la Médecine à travers les siècles*, a dit en parlant des traités médicaux :

« Ce sont des manuels gros de choses et vides d'idées, faits pour la mémoire. La vie est absente de ces énormes livres. Le nombre est infini des traités de pathologie générale où il n'y a point d'idées générales, des traités de philosophie médicale où il n'y a point de philosophie. Des définitions arides, des classifications incomplètes, vicieuses ou arbitraires, des dissertations inutiles, voilà ce qu'on y trouve.

« Les ouvrages de médecine publiés de nos jours ont de commun avec la plupart des productions de la littérature contemporaine l'absence d'idées, qui multiplie singulièrement le nombre des écrivains. Mais toute la médecine n'est pas heureusement renfermée dans l'enseignement officiel ni dans l'enceinte des académies : le mouvement est ailleurs.

« La méthode vicieuse et étroite qui règne dans les écoles ne peut séduire que les esprits vulgaires. »

Puis, ajoute-il plus loin en parlant de l'homœopathie : « Une maladie étant donnée, elle s'efforce de produire par les médicaments une maladie semblable à celle qui existe déjà. Ona de la sorte deux maladies au lieu d'une ; la maladie spontanée que l'on veut guérir, et la maladie artificielle, provoquée en but de la guérison... » Absolument comme la méthode anti-rabique.

« Il n'y a dans tout cela qu'hypothèse et fiction pure.

« Quant aux doses infinitésimales des médicaments, l'effet en est illusoire. Dans cette méthode thérapeutique, tout se réduit, en définitive, à laisser les phénomènes de la maladie suivre leur cours naturel vers une fin heureuse ou malheureuse. Ce qu'on peut dire de plus favorable à ceux qui appliquent cette méthode, c'est qu'ils observent à la lettre la seconde moitié du précepte hippocratique : « Être utile et ne pas nuire. »

N'est-t-il pas douloureux d'entendre ainsi les plus célèbres médecins et les professeurs de toutes écoles, avouer, avec autant de naïveté, l'impuissance de guérir avec le secours de leurs théories, et aller jusqu'à confesser que l'exercice de leur profession est des plus dangereux pour l'humanité et que, même pratiquée par eux, elle y a semé la désolation et la mort !...

Quelle sécurité, quel espoir peut avoir celui qui se confie à ces charlatans dont nous venons d'entendre les aveux déplorables par la voix des célébrités de tous les temps, à cette légion de médecins dont le célèbre Broussais nous signale les ravages à travers l'humanité; incapacités dans l'art de guérir, qui pullulent aujourd'hui aussi bien dans le palais que dans la mansarde; qui vont porter la désolation, la mort jusque dans le plus petit village. Incapacités qui cherchent tous les jours, par un charlatanisme honteux, à exploiter les malades, à faire un trafic de leurs drogues empoisonneuses, trompant le public trop crédule, qui ferait bien de demander à tous ces industriels pourquoi ils ne peuvent pas se guérir eux-mêmes, pourquoi leur prétendue science, mise en pratique par les plus habiles, ne guérit personne, ni les monarques, ni les grands seigneurs, ni les millionnaires qui ont tous, ceux-là, les moyens de payer des wagons de drogues, et la puissance de faire accourir à leur chevet, au son de leurs écus, les plus grandes célébrités professionnelles.

Foin d'une corporation qui ouvre une carrière aussi vaste à des falsifications de toutes sortes : drogues toxiques, empoisonneuses, qu'elle laisse introduire jusque dans nos boissons journalières; corporation qui accrédite et prône, dans ses prescriptions, des aliments d'un composé factice, en dehors de la nature, qui amènent des maladies, altèrent notre santé et sont cause de la dégénérescence de notre espèce, et tout cela, dans le seul but de favoriser le métier de médecin.

Et ne voyons-nous pas tous les jours jusqu'où va l'ignorance de la majorité des médecins, qui, non seulement accréditent les vins, les liqueurs, les aliments fabriqués, dénaturés avec des poisons, mais encore en font, eux-mêmes, un usage de tous les jours?

Cette preuve flagrante de leur ignorance excite la risée du dernier des industriels, qui possède la moindre recette de fabrication frauduleuse de boissons ou denrées alimentaires quelconques.

Ne savons-nous pas bien aussi que le public, victime du charlatanisme médical, après avoir chassé le médecin de la maison, va le plus souvent chercher soulagement et guérison auprès des THEURGES guérisseurs, traités de charlatans par les médecins, et n'est-ce pas avec effroi que nous voyons tous les jours des médecins, à bout d'expédients, abriter de leurs diplômes des magnétiseurs aux fluides qui empestent le malade, s'associer avec des somnambules qui, la plupart du temps, ne dorment pas, car il est bien prouvé qu'il est impossible à un sujet d'exercer cette faculté *à la journée* et au caprice du premier client venu.

D'ailleurs les trucs de leurs prétendues révélations sont connus, c'est une entente entre le magnétiseur et le sujet; et, selon que leur sagacité est plus ou moins exercée, ils se rapprochent d'un semblant de vérité qui émerveille le malheureux désespéré abandonné par la science médicale, et qui, comme le naufragé, s'accroche à toutes les épaves.

Quel abaissement! Quelle décadence!

Ne voyons-nous pas l'académie médicale qui a conspué, persécuté pendant un siècle, la pratique du baquet de Mesmer, de l'arbre de Puységur, du miroir magique de Dupotet, et autres inventions plus ou moins grotesques il faut l'avouer, se targuer de réformer par la science les diverses théories magnétiques, traitant leurs auteurs de charlatans, et exercer le magnétisme sous le nom d'hypnotisme, avoir recours à des gongs, des grosses caisses, cornes à bouquin, sifflets, etc..., charivari imité des bacchanales païennes aux fêtes de Bacchus, qui énervent les sens de ces nouvelles bacchantes hystériques, lesquelles ne sont pas toujours préservées des sévices impurs de ceux qui les mettent dans cet état. Il n'y a pas très longtemps, le bruit public signalait un de nos hypnotiseurs des plus accrédités qui aurait failli passer devant les tribunaux pour avoir abusé d'une jeune fille (sujet).

Encore les professeurs de la faculté qui s'adonnent aux pratiques hypnotiques ont-ils un semblant de sérieux car : Noblesse oblige, mais que dirons-nous des étudiants qui s'exercent à l'aide de moyens encore plus grotesques, et qui n'ayant pas toujours à leur disposition de gong ni de grosse caisse, se servent de casseroles, de chaudrons, de tuyaux de poêles... c'est navrant !... où cela s'arrêtera-t-il, et où cela nous conduira-t-il ? Nous lisons dans le *Petit Parisien* du 11 août 1887 :

SUICIDE PAR HYPNOTISME

« Nous avons raconté il y a plusieurs jours qu'une jeune femme, mademoiselle P..., habitant le quartier de l'Europe, s'était donné la mort en se tirant un coup de revolver dans la région du cœur.

» Ce suicide a été accompli dans des circonstances fort curieuses, qui méritent d'être rapportées.

» Disons tout d'abord que la mort tragique de mademoiselle P... a vivement étonné ses amies.

» Cette jeune femme, n'avait, en effet, aucune raison d'attenter à ses jours.

» Jeune, belle et aisée, elle menait une existence des plus heureuses.

» Elle avait une fille qu'elle adorait, et rien que pour son enfant, elle eût conservé la vie. A quelle étrange circonstance doit-on donc attribuer sa mort? Voici ce que disent à ce sujet ses amies :

» Mademoiselle P... avait pour amant un jeune docteur qui se livrait sur elle à des expériences d'hypnotisme.

» Plusieurs fois, il lui avait fait accomplir, sous l'influence de la suggestion, les actes les plus extraordinaires.

» Ce serait lui qui, au dire des personnes auxquelles nous faisons allusion, aurait suggéré à sa maîtresse l'idée de se suicider.

» Voilà une allégation qu'il sera bien difficile à la justice de contrôler.

» Le cas mérite cependant d'être étudié. »

Et dire que les savants qui trônent, la cervelle bourrée de science, dans les centres académiques, sont parvenus à imposer, à l'aide de semblables moyens, la véracité des phénomènes magnétiques nouvellement appelés hypnotiques, et cela après des milliers d'années de négation... car cela a existé de tout temps; les fakirs indous s'hypnotisent depuis des temps immémorables sans ces prétendus moyens scientifiques, rien qu'en se regardant le bout du nez, voire même le nombril ; il y en a même qui se font enterrer endormis, pendant six mois, et cela sans accessoires charivariques académiques ; et mille autres phénomènes plus surprenants les uns que les autres, que nos savants ne parviendront jamais à imiter. Malgré cela, pour ne pas être injuste envers ces pauvres savants, il ne faut pas leur ôter la gloire d'avoir trouvé le mot HYPNOTISME, mot SCIENTIFIQUE qui remplace le vieux mot empirique : Magnétisme.

Mais nous les mettons au défi, avec le secours de leur savoir scientique médical, chirurgical et hypnotique, de guérir la moindre des foulures ou entorses, que la dernière des vieilles bonnes femmes, le premier rebouteur venu du fin fond d'un hameau éloigné, guérira, en dix minutes, par la seule action des fluides guérisseurs. Mais pour ces doctes médecins-*opérateurs*, cela n'est pas scientifique, nous les défions cependant de nous prouver qu'ils n'estropient pas quatre-vingt-dix malades sur cent, affligés de foulures ou d'entorses, et nous demandons une enquête à ce sujet pour établir, par une statistique concluante, du plus grand nombre de guérisons obtenues par eux ou par les rebouteurs. Cependant, forts de la loi, armés de leurs diplômes, ils font traîner devant les tribunaux les pauvres bonnes femmes et les malheureux rebouteurs qui ont eu l'audace de guérir ceux qu'ils avaient estropié, selon les règles de la médecine. Et les oracles des académies s'écrient maintenant en chœur : « Nous avons sorti le magnétisme d'entre les mains des charlatans empiriques, et nos sujets (les folles hystériques) sont là pour prouver nos succès. »

Cependant nous pouvons affirmer sans crainte que messieurs les savants, feraient-ils le vacarme des gourous mendiants de l'Inde, armés de tous les diplômes qui se puissent conférer, ne sortiront jamais de l'ornière où les a plongés leur suffisance et leur vanité, et n'arriveront jamais dans l'art de guérir aux résultats qu'obtiennent les rebouteurs, les bonnes femmes et tous les guérisseurs de nos campagnes, ni même à ceux obtenus à Lourdes, à la Salette, car le malade, attiré au nom de Dieu, guérit par la foi qui amène à lui les Esprits blancs aux fluides guérisseurs, lesquels font souvent des cures en ces endroits, malgré la cupidité des prêtres.

Mais il n'y a ni Dieu ni Esprits, disent les savants, et ils ramènent tous les phénomènes au matérialisme le plus absolu, traitant de fous tous les géants de la pensée humaine, qualifiant ceux-ci d'empiriques, ceux-là de charlatans. Nous demanderons à ces savants pourquoi ils n'obtiennent pas les mêmes résultats qu'obtiennent les soi-disant charlatans ?... Et, au fait, qu'est-ce qu'un charlatan ?...

Larousse va se charger de nous répondre (*Diction. universel.*)

« Charlatan : Médecin vantard, qui prône à l'excès l'étendue de sa science et l'efficacité de ses remèdes. Personne qui, dans un genre quelconque, exploite la crédulité publique ; personne qui cherche à en imposer par un étalage fastueux d'actions ou de paroles. »

Nous avons été, je crois, assez convaincus de la charlatanerie des médecins, affirmée par les sommités médicales elles-mêmes dans cette brochure, et si nous voulons encore des preuves plus frappantes et plus récentes, parcourons chaque jour la quatrième page des journaux de tous les pays, et nous serons complètement édifiés sur le charlatanisme de la réclame.

« Ah ! l'annonce — s'écrie le célèbre Trousseau — l'annonce a pris dans notre siècle une importance qui n'était pas connue naguère. Par l'annonce, un homme qui sait s'y prendre et qui a quelques fonds disponibles, est sûr de faire passer les plus grandes énormités. L'annonce est une chose tellement puissante, qu'elle exerce une influence involontaire même chez les gens les plus intelligents. Tous les jours, je ne dis pas seulement dans les classes aisées, mais dans les salons les plus riches, on entend dire : « Mais s'il « n'y avait pas quelque chose, on ne dirait pas cela si » souvent ! »

» L'annonce est à ce point puissante, qu'elle a de l'influence même sur celui qui s'en sert le plus ; et l'individu qui, chaque soir, faisant sa caisse, se donne le plaisir facile d'établir le quotient de ses dupes — dupe lui-même — a grand soin, en se couchant, de prendre la pilule ou l'élixir dont il a vu vanter les propriétés miraculeuses dans la quatrième page des journaux.

» C'est que vraiment, les gens capables de juger — en quoi que ce soit — ne sont pas les plus nombreux. »

» M. de Sartines voulait envoyer au Fort-l'Évêque un

charlatan qui débitait son orviétan sur le Pont-Neuf et faisait de belles affaires. Il le fit venir et lui dit : « Maraud, comment fais-tu pour attirer tant de monde et gagner tant d'argent ? »

L'homme répondit : « Monseigneur, combien croyez-vous qu'il passe de gens sur le Pont-Neuf chaque jour ?

« — Je ne sais pas.

« — Je vais vous le dire : Dix mille à peu près. Combien pensez-vous qu'il y ait de gens d'esprit sur ce nombre ?

« — Oh ! oh ! cent peut-être, dit M. de Sartines.

« — C'est beaucoup... mais, je vous les laisse, et je prends les neuf mille neuf cents autres pour moi ! »

« Le charlatan, ajoute Trousseau, était trop modeste, et M. de Sartines trop sévère pour la population parisienne. A coup sûr, plus de cent personnes intelligentes traversaient le Pont-Neuf, et les plus intelligentes peut-être s'arrêtaient devant les tréteaux du marchand d'orviétan, avec autant de confiance que la foule, car, messieurs, je disais que les classes élevées subissent l'influence du charlatanisme : parmi nos sociétés savantes, je citerai l'Institut ; je citerai la section de l'Académie des sciences, qui renferme assurément l'élite des savants de notre pays ; de ces savants, il s'en trouve bien vingt qui s'adressent aux charlatans (trop modeste, M. Trousseau). Ce sont gens de grand mérite, il est vrai, seulement, de ce qu'ils sont des mathématiciens, des chimistes, des astronomes ou des naturalistes éminents, ils en concluent qu'ils sont très forts médecins, et alors ils se croient parfaitement capables de juger des choses qu'ils ignorent complètement. Chez nous, nous avons quelquefois cette modestie que, quand nous ne sommes que médecins, si l'on nous propose de grands théorèmes de mathématiques ou de mécanique, nous avouons que nous ne savons pas, nous déclinons notre compétence. Mais les vrais savants ne déclinent jamais leur compétence en rien, surtout en ce qui regarde la médecine. « Les empiriques ont toujours beaucoup d'accès auprès des gens d'esprit. »

Nous n'avons pas de peine à croire — d'après les aveux des princes du savoir médical, dont nous citons les appréciations judicieuses sur les erreurs et les dangers de la médecine — que les savants qui professent les sciences exactes, qui résolvent de grands théorèmes de mathématiques et de mécanique, se targuent avec raison du droit de contrôler la médecine et de discuter sa valeur, et, en fin de compte, se confient aux mains des empiriques qui les guérissent avec un remède de bonne femme quelconque, remède inoffensif, qui ne contrarie pas les efforts de la nature.

Nous comprenons également que messieurs les médecins ne s'occupent pas de grands théorèmes de mathématiques ou de mécanique, déclinant leur compétence, attendu que le célèbre Broussais a prouvé que « la médecine était sur la ligne de l'astrologie, de la superstition et de tous les genres de charlatanisme », et qu'au dire du docteur Chauvet, c'est « une erreur de vingt siècles. »

Or, nous demandons ce qui peut sortir de sérieux,

de vrai, de mathématique, de la cervelle d'un médecin qui a abruti son intelligence à étudier pendant des années des turpitudes, des contradictions, des erreurs, qui ont pu faire dire au célèbre Claude Bernard, lorsqu'il commença son cours au Collège de France : « La médecine que je suis chargé de vous enseigner n'existe pas... l'ignorant, le charlatan et le médecin se confondent. »

Cependant, affirme Trousseau, les théories des empiriques se justifient d'une certaine façon ; elles ont, dans un assez grand nombre de cas, le reflet de nos doctrines médicales. « La plupart des théories que les empiriques cherchent à exploiter, dit-il, sont des théories toutes médicales. Cela a fait la vogue de la drogue Leroy, qui est une formule du codex ? « Teinture de jalap » Quelqu'un écrivait à M. Bretonneau, en 1817 : « Mon cher » ami, tant que j'ai suivi la voie du droit chemin et de » l'honnêteté, j'ai été misérable, mais comme il y a » beaucoup d'imbéciles dans ce monde, j'ai fait un petit » livre sur les glaires, je vous envoie mon élixir anti- » glaireux, tâchez de m'en faire placer quelques flacons, » vous me rendrez service. »

Vous aurez beau faire, messieurs, s'écrie le célèbre Trousseau, lorsque, prenant l'œuf d'une poule qui couve, et qui donne 37 degrés 1/2 centigrades, vous voudrez hâter le développement de l'incubation en donnant quelques degrés de chaleur de plus, ou vous tuerez le poulet, ou vous ferez un œuf dur ; dans beaucoup de circonstances, le médecin ne fait pas autrement, et cela est triste à dire. Par cela même qu'il n'observe pas avec le plus grand soin les phénomènes naturels, par cela même qu'il ne s'apprend pas de bonne heure à connaître la marche et l'allure des maladies, il devient incapable de connaître l'action des remèdes qu'il ordonne et toutes les expériences qu'il fait désormais manquent de base, car la première notion, la plus importante, est de savoir comment la maladie se serait comportée indépendamment de l'action du médicament.

« En fait de médicaments, on a quelques milliers de recettes, toutes plus ou moins équivoques : c'est toujours de l'aloès, de l'extrait de rhubarbe, de la coloquinte. On dore, on argente les pilules, on les met dans de petites boîtes ficelées, bien arrangées. Il est un fait étrange : c'est que la confiance se donne, en beaucoup de circonstances, en raison de la grossièreté de celui qui exerce l'empirisme. Beaucoup d'entre vous ont vécu dans les campagnes. A quel chirurgien s'adresse-t-on ? A celui qui est le plus sale et le plus ivrogne. Si le chirurgien est, je ne dis pas ivre, mais soûl vingt heures par jour, c'est lui qui est le plus en crédit. On le prendra titubant sur ses pieds, la tête avinée; on lui demandera un avis, qu'il essayera vainement de donner, incapable qu'il est d'écrire et de formuler. Je le répète, on va au plus grossier, au plus ignoble, au plus sale, au plus avili dans ses mœurs; sa vogue est plus grande, et malheureusement il en est un peu comme cela, même dans les grandes villes... Plus un remède est stupide, plus il est sale, et plus il est étrange, plus il a chance de réussir.

« Il y a, messieurs, dit plus loin Trousseau, à côté des

charlatans ignobles dont j'ai parlé, des empiriques, dans une certaine mesure, honnêtes. Il y a des secrets de famille qui se transmettent, même dans les grandes familles.

« Il n'y a pas un château, à moins qu'il n'ait été acheté par des roturiers, qui ne conserve ses traditions et ses livres de recettes.

« L'étrangeté du remède est bien encore pour quelque chose dans sa valeur. Dans les siècles passés, les bourreaux étaient en grand honneur, ils vendaient de la graisse de pendus; je possède chez moi une réclame d'un pharmacien de Paris qui déclare que sa graisse humaine vaut mieux que celle du bourreau, attendu qu'en l'assaisonnant de certaine façon, il l'empêchait de rancir.

« Je ne saurais dire combien de guérisons ont été attribuées à Mesmer, qui est d'abord l'inventeur ou l'importateur chez nous de cette merveille qu'on appelle le somnambulisme, c'est-à-dire l'une des plus honteuses plaies de l'empirisme.

« Que vous dirai-je, en effet, du somnambulisme? Des filles hystériques, le plus souvent perdues, s'accouplent à quelques charlatans faméliques et les voilà simulant l'extase, la catalepsie, le sommeil, et débitant, avec l'assurance la plus bouffonne, plus d'inepties qu'on n'en saurait imaginer, inepties bien payées, inepties bien acceptées, crues avec une foi bien plus robuste que les conseils du praticien le plus éclairé.

« De nos jours encore, vous avez vu un Américain qui évoque les esprits, fait parler Socrate, Voltaire.

Rousseau, Jésus-Christ, qui l'on veut! Il les fait parler, en quels lieux ? Dans les bouges de quelques ivrognes ? Non, il les fait parler, au Sénat, dans les salons les plus aristocratiques de Paris. Et il y a d'honnêtes gens qui disent : Mais je l'ai vu, j'ai reçu un soufflet d'une main invisible, la table est montée au plafond.

Cette stupidité qui n'a pas de nom, que l'homme le plus grossier aurait honte d'accepter, a été admise non seulement par des gens éclairés, mais plus encore peut-être par les classes élevées de la société de Paris. (*Conférences sur l'Empirisme*, 1862.) »

Le célèbre Trousseau, une des plus grandes lumières de ces temps de décadence médicale, était tellement convaincu de l'incapacité du médecin dans l'art de guérir que Larousse avoue « qu'on lui a reproché d'avoir poussé un peu loin le scepticisme en médecine. »

Et comment en aurait-il été autrement? Trousseau au pinacle des hommes médicaux, secondé par le concours de toutes les lumières académiques, fut impuissant à conjurer les souffrances d'un cancer qui le tortura les trois quarts de sa vie et le conduisit au tombeau.

Larousse ajoute « qu'il se passionnait trop vite et trop légèrement pour des idées neuves ». Dans tous les cas, il ne s'est guère passionné pour l'idée magnétique et somnambulique, que ses collègues pratiquent à la façon dont il a déploré lui-même la bizarrerie et les dangers.

Et, maintenant, nous demandons aux savants qui, aujourd'hui, pratiquent le magnétisme sur de pauvres folles qu'ils mettent à la torture, les motifs qui les autorisent à traiter les magnétiseurs, leurs maîtres, de charlatans et d'empiriques.

Il nous semble que le baquet de Mesmer, l'arbre, le miroir, les passes de droite à gauche étaient en tous cas du charlatanisme plus innocent et moins grossier que le tam-tam, la grosse caisse, etc.

Au moyen âge, le progrès était entravé par le clergé qui représentait la science académique de nos jours.

Les prêtres avaient le pouvoir, de par la loi, de faire jeter dans les cachots de l'Inquisition, puis torturer, brûler, les savants, les philosophes qui se refusaient à croire que le créateur des mondes en personne fût descendu des cités divines pour ordonner à Ezéchiel de manger une tartine d'excrément, à Moïse d'empester l'Egypte, de la couvrir de ténèbres, de grenouilles, de sauterelles et l'affliger de la peste et autres fléaux, d'envoyer ses hordes de bandits, de parias, de lépreux, contre les Égyptiens, d'attaquer leurs villages, d'y semer le carnage, le viol, l'incendie; qui ne voulaient pas croire davantage que Josué eût arrêté le soleil, etc.

Ils faisaient également emprisonner et brûler les astrologues, les alchimistes, les sorciers, les illuminés, qui, disaient-ils, étaient possédés du diable, sans se rappeler que, d'après leur évangile, les Pharisiens en avaient dit de même de Jésus.

Ils infligeaient les mêmes peines à ceux qui n'admettaient pas que les Borgia, les Saint-Dominique, les Torquemada, étaient des saints envoyés sur la terre pour moraliser les hommes et les faire progresser.

Cependant, en dépit des persécutions, les philosophes

ont amené la civilisation par le bon exemple et la morale, les astrologues ont créé l'astronomie ; les alchimistes, la chimie; les sorciers, les magnétiseurs au fluide animal; le spiritisme a fait surgir de nouveaux THÉURGES guérisseurs modernes par le concours des esprits aux fluides blancs.

Aujourd'hui que le progrès a fait justice des cruautés sacerdotales, il y a une autre secte qui, de par la loi, essaie, à son tour, de faire expier durement la témérité de quiconque veut toucher à une pratique, à coup sûr, plus dangereuse pour l'humanité, que les fables sacerdotales imposées à l'entendement des hommes; nous voulons parler de la médecine.

N'avons-nous pas éte convaincus de son impuissance et de ses dangers, et cependant ses praticiens ne s'imposent-ils pas — de par la loi — aux malades, et ne livrent-ils pas quiconque a l'audace de guérir ses semblables sans le secours de leurs pharmacopée —, aux tribunaux, qui, s'ils ne condamnent pas les pauvres guérisseurs à la torture et au bûcher, ne leur en infligent pas moins l'amende et la prison ?

Ils sont implacables pour quiconque ne s'est pas abruti l'esprit sur les bancs de leurs écoles qui, selon l'expression d'un de leurs plus grands maîtres « sont plongées dans l'empirisme le plus navrant », car, dit le célèbre professeur Thomassi, qui s'écrie avec indignation *(Précis. de doct.*, pages 112 et 113) : « Combien il est difficile de s'entendre sur les bases premières (de la médecine) ! quelles oppositions, quelles contradictions, se manifestent sur le mode de traitement, pour le choix des remèdes ! D'un côté, l'on voulait purger, délayer, rafraîchir, par conséquent affaiblir, tandis que de l'autre, on disait qu'il fallait corroborer, stimuler, exciter. Ici, l'on proposait de recourir à la saignée, à la manne, au tamarin, aux boissons acidulées, au séné, aux pilules de rhubarbe ou d'aloès séné, pendant que là, on recommandait l'éther, le musc, l'ammoniaque, le vin chaud, l'opium, etc. »

Quelle folie humaine !... quelle richesse scientifique ! ce serait divertissant si nous ne songions aux malheureux qui succombent dans la douleur et dans les angoisses, victimes d'une prétendue science qui n'est qu'impuissance !

DEUXIÈME CONFÉRENCE

Mesdames, Messieurs,

S'il est des vérités qui choquent et troublent fortement les préjugés de certains hommes, qu'il faille des temps considérables pour qu'elles se fassent jour à travers les générations, il en est une aussi qui ne saurait être mise en doute, car on en retrouve les traces à travers les âges, soit par les écrits, soit par les monuments, les croyances; telle a été cette faculté de guérir sans remèdes que nous exerçons, et qui a donné prise au charlatanisme des sectes sacerdotales depuis les temps les plus reculés jusqu'à nos jours.

Pour nous convaincre que cette pratique humanitaire, qui est la base la plus importante du bien moral et social, s'est manifestée par les mêmes moyens, malgréla différence des mœurs des nations, appelons à notre secours le puissant témoignage de l'histoire :

Dans les premiers âges, du temps des patriarches,

temps où l'hymne d'adoration en l'honneur du Créateur se récitait tout bas au foyer sans autel, sans prêtre, chaque famille avait son guérisseur.

Mais à ces patriarches primitifs succédèrent d'autres hommes cupides qui se dirent envoyés de Dieu, et qui créèrent de mystérieuses révélations superstitieuses pour en imposer aux masses, puis plus tard, élevèrent des autels, s'assirent sur leurs marches, y gravèrent des dogmes ridicules, et finirent, à force de mensonges, par amener l'humanité à une abrutissante crédulité.

Ils exercèrent ensuite sur un plan plus vaste le mercantilisme divin, à l'abri des temples; multiplièrent Dieu, firent naître une foule de divinités idéales bonnes ou mauvaises, auxquelles ils attribuaient des pouvoirs spéciaux. C'est ainsi qu'ils dégradèrent la divinité, en établissant des intermédiaires entre l'homme et les puissances invisibles qui gouvernent l'univers, et finirent par vendre aux naïfs humains la pluie, le beau temps, la guérison du corps et de l'âme, se servant de mises en scène théâtrales, imitées par les prêtres de nos jours, à l'appui de dogmes qui ne sont qu'une grossière parodie des anciennes genèses orientales; puis créèrent des formules d'évocation abrutissantes, des processions et des cérémonies ridicules à l'aide desquelles, si l'on ajoute foi à ces charlatans, Dieu accorderait, par leur intermédiaire, toutes les faveurs du ciel et de la terre, et principalement : la guérison des maladies, qui est encore de nos jours un des moyens les plus efficaces pour remplir la bourse des prêtres.

Dès la plus haute antiquité, les brahmes présentaient

la Divinité en trois personnes ayant le pouvoir de guérir les maladies. C'est ainsi que nous la voyons représentée dans l'*Atlas des Voyages*, de Sonnerat (pages 34, 41, 51 et 52), avec le geste de mains des guérisseurs. Dans toutes les contrées de l'Indoustan, on rencontre quelquefois, sur les plages publiques et principalement dans les jardins, les bosquets, les endroits solitaires et écartés : le *lingam*, emblème du soleil, personnification de Siva, troisième personne de la Trinité indienne, adorée par les Indiens comme symbole de la création.

Les temples d'Éléphanta, dans l'île du golfe de Bombay (mer des Indes), de Kalaça, à Ellora, dans la province de Circas, de Rama-Ewurin, près du cap Comorin, dans l'Indoustan; tous ces temples voyaient accourir des milliers de pèlerins qui venaient évoquer, par la voix des prêtres, la guérison de leurs maux, et la rémission de leurs fautes. Chaque année, à l'époque de la fête de Siva, les Indous viennent encore de nos jours en pèlerinage dans ces temples, pour écouter les récits grotesques des fables chantées par les prêtres que la crédulité humaine gorge d'offrandes, soit pour apaiser la colère du Dieu vengeur, soit pour obtenir la guérison de leurs maladies, offrandes qui ne servent qu'à entretenir les prêtres dans un luxe immoral.

Les prêtres égyptiens avaient, eux aussi, élevé des temples auprès des fleuves, sur les montagnes; des autels, des chapelles dans les bois, auprès des fontaines, en l'honneur de leurs dieux, de leurs divinités, faisant déjà force réclames pour engager les malades à aller en pèlerinage, implorer ces fétiches pour recouvrer la santé;

les prêtres finirent par abuser de la crédulité du public, pour faire commerce de reliques, de petites statuettes, de scapulaires, vendant des prières, de l'eau claire, qu'ils puisaient aux pieds des autels de leurs fétiches, organisant des fêtes dans leurs temples, avec des mises en scène grotesques, invraisemblables, s'inclinant et faisant de niaises cérémonies pour implorer ces divinités de bois ou de pierre.

Ils avaient élevé, sur les bords du Nil, un temple à Héliopolis en l'honneur de Thré ou Osiris, emblème du Soleil; dans ce temple, était placé sur un autel Fooh ou Isis, emblème de la Lune, les prêtres accréditant un souverain pouvoir de guérir à cette divinité. Ils la représentaient guérissant son fils Horus.

Les Grecs avaient élevé un temple à Epidaure dans le Péloponèse, et à Cletor, ville d'Arcadie, en l'honneur d'Esculape, temple toujours plein de malades.

Hygiée, fille d'Esculape, était honorée chez les Grecs comme la déesse de la Santé.

Ménélas fut guéri par Machaon, fils d'Esculape, de la blessure d'un coup de flèche. Les Athéniens l'invoquaient dans les maladies; beaucoup de malades furent guéris au siège de Troie par Poladyre, un des fils d'Esculape.

Les Lacédémoniens avaient élevé un temple à Diane, où les nourrices portaient les enfants pour y être guéris.

Léonyme, guerrier Crotoniate, fut guéri, dans l'île de Leucé, par l'ombre d'Ajax.

A Hyettus, village de la Béotie, les malades venaient

chercher la guérison dans un temple élevé à Hercule.

Pline, dans son *Histoire naturelle*, rapporte que Pyrrhus, roi d'Épire, guérissait toutes sortes de maladies sans remèdes.

Vespasien, Adrien, Aurélien, Agrippa, etc., etc., avaient, dit Delancre (*de l'Incréd.*), le pouvoir de guérir sans remèdes.

Flavius (Joseph) (*Ant. judaïq.*, livre VIII, ch. 11) rapporte que Salomon avait un grand pouvoir de guérir. Il nous raconte aussi qu'il y avait un juif nommé Éléazar qui, en présence de Vespasien et de toute son armée, guérissait un grand nombre de malades sans remèdes.

Delancre nous rapporte (*de l'Incréd.*) que la fille du tribun Quirius guérissait beaucoup de malades par le toucher.

Le comte de Hasprug possédait aussi cette précieuse faculté.

Guillaume de Nangis nous rapporte aussi (*Dictionnaire des reliques*, art, 11, p. 124) que saint Louis avait recours au signe de la croix, signe qui avait un grand prestige dans ces temps de fanatisme.

Guillaume Tookès (*Claris*, *Sive*, dunum senat.), et Delancre (*de l'Incréd.*, page *157*) disent que la reine Élisabeth, quoique hérétique, guérissait avec un grand pouvoir.

Ammien (Marcellin) (liv. XXIX) nous fait connaître que l'empereur Valens fit mourir une vieille femme qui guérissait par des paroles, et ce fut après avoir rendu la santé à la fille de l'empereur que cette malheureuse fut envoyée au supplice.

Arnobe l'Ancien (*Traité contre les Gentils*), assure que les païens guérissaient par le toucher.

Origène rapporte (*Contra Celsum, liber* I, *p. 54*) qu'il y a des hommes qui guérissaient beaucoup de maladies par l'insufflation. Saint Augustin (*Cité de Dieu*, livre XIV, cap. XXIV) assure que beaucoup d'hommes guérissaient par l'insufflation.

Grégoire de Tours (*Histoire des Francs,* livre X, chap. XXV), raconte qu'il existait dans la province d'Arles un bûcheron qui guérissait par le toucher, que plus de trois mille personnes le suivaient, et que l'autorité épiscopale s'alarma de l'ascendant que prenait cet homme sur le peuple ; l'évêque Aurélius le fit massacrer.

Le même nous rapporte encore (Grég., *H. des F.*, liv. IX, chap. X), qu'en l'an 587 existait aussi un nommé Didier, qui avait un don prodigieux pour guérir sans remède, qu'une grande foule le suivait ; que l'évêque de Tours accréditait, qu'il ne guérissait pas et le persécuta.

Nous lisons dans l'*Histoire du Diocèse de Meaux*, de Duplessis, qu'en 1320 il y avait près de Lagny un enfant de huit ans qui devinait la source des maladies et les guérissait. Les malades qui affluaient vers cet enfant étaient considérables. L'évêque de Paris défendit, sous peine d'être excommunié, de se faire guérir par cet enfant.

Valentin Greatrakès exerça, dans le comté de Waterford, en 1628, une faculté de guérir qui fit accourir à lui des milliers de malades. « Il se livra, dit Larousse, à son penchant marqué pour la contemplation mystique.

Sa tète s'exalta : *il crut* entendre des voix célestes (les Esprits), et ces voix lui annonçaient qu'il allait posséder le don de guérir les écrouelles. Il hésita pendant plusieurs mois, et finit par se décider à tenter l'aventure; plusieurs scrofuleux qu'il avait touchés furent ou se crurent guéris. En 1665, une fièvre épidémique ayant éclaté dans la contrée où il se trouvait, il se rendit auprès des malades, et la confiance de ceux-ci était telle, que, leur imagination aidant, plusieurs encore furent guéris ; mais l'évêque Lismore fit citer le guérisseur devant la cour ecclésiastique, comme coupable de s'être donné pour l'agent du Saint-Esprit. Greatrakes fut condamné à ne plus faire de cures. Il quitta alors l'Irlande et passa en Angleterre, où il arriva, précédé d'une immense réputation.

« A Londres, il allait dans les hospices et obtenait de nombreuses et surprenantes guérisons, en mettant la main sur la partie malade et en faisant des frictions. Plusieurs médecins dirigèrent contre lui des attaques auxquelles il répondit en montrant des certificats de personnes recommandables et de médecins.

« Toutefois, importuné par l'attention dont il était l'objet, il retourna en Irlande et passa le reste de ses jours dans l'obscurité. Un médecin parmi plusieurs autres, ajoute Larousse, rapporte ce qui suit sur son compte :

« J'ai vu, dit-il, Greatrakès soulager à l'instant plusieurs douleurs par l'application de la main ; je l'ai vu faire descendre une douleur depuis l'épaule jusqu'aux pieds, d'où elle sortait ensuite par les orteils. Une chose remarquable, c'est que, lorsqu'il chassait ainsi le mal, s'il était obligé de discontinuer, la douleur restait fixée dans l'endroit où sa main s'arrêtait, et ne cessait que lorsque, par de nouveaux attouchements, il l'avait conduite aux extrémités. Il guérissait les plaies en les touchant et en les mouillant quelquefois de sa salive. Quelquefois aussi, ses cures n'étaient pas complètes, et dans certaines circonstances, il ne réussissait pas. »

Larousse fait cette réflexion que ce médecin aurait bien fait de nous dire quelles étaient ces circonstances, et de s'arrêter sur ce point si important. Greatrakès et ses guérisons fournirent à Saint-Évremond la matière d'une nouvelle, sous ce titre : « le Prophète Irlandais. »

L'écrivain y raillait le peuple de sa crédulité. Deulese a parlé de lui en termes très favorables, assimilant ses opérations à celles des magnétiseurs actuels. Enfin, loué par ceux-ci, blâmé par ceux-là, Greatrakès a beaucoup occupé l'attention publique. Il faut dire, à sa louange, qu'il détestait ce bruit, en apparence du moins, et que si l'on peut lui contester le titre de médecin miraculeux, on doit reconnaître qu'il n'y avait pas en lui l'effronterie ordinaire des charlatans. » (*Dict. Univ.*).

Larousse aurait bien fait de dire l'effronterie ordinaire des charlatans de la pratique médicale. Si nous analysons ce que vient de dire Larousse dans son Dictionnaire universel, à propos de ce guérisseur par le concours des Esprits blancs, nous remarquerons le parti pris de ses appréciations négatives au sujet de la faculté qu'avait Greatrakès d'entendre les Esprits, quand il dit : « Il *crut* entendre des voix célestes... plusieurs scrofuleux qu'il avait touchés furent ou se *crurent* guéris. »

+

Nous pourrions admettre que dans certains cas de maladies impalpables, des malades puissent s'illusionner par leur croyance, leur fanatisme, au point de se croire guéris; mais un malade affligé des écrouelles, un scrofuleux, souvent couvert de plaies béantes, qui suintent l'humeur, ne peuvent douter de leur guérison, si les plaies se cicatrisent, et si l'humeur cesse de couler.

Quelquefois aussi, disait ce médecin cité par Larousse, les cures n'étaient pas complètes et, dans certaines circonstances, ne réussissaient pas. Larousse ajoute judicieusement que ce docteur aurait bien fait de nous dire quelles étaient les circonstances qui empêchaient quelquefois les cures. Hélas! que pouvait répondre ce savant, non plus que la majorité de ceux de nos jours qui ne voient, dans l'aveuglement de leur esprit scientifique, que la matière, niant tout ce qui n'est pas palpable à leur entendement, grossier, atrophié par l'étude énervante d'une espèce de science erronée qui, par la bouche de ses professeurs, ravale l'homme jusqu'à le mettre au rang des animaux, à l'instar du professeur Bérard, cité par le docteur Chauvet, qui enseignait aux étudiants de Paris que la créature humaine est un mammifère monodelphe et bimane. Mammifère (qui a deux mamelles)... telles leurs mères, leurs femmes et leurs épouses; monodelphe (plus bas que le mammifère); bimane (qui a deux mains). Nous le répétons, que voulons-nous demander à ces *queux-rouges* scientifiques? Laissons-les se débattre dans les fluides *poisseux* de leurs professeurs incarnés ou désincarnés; ils seraient divertissants s'ils n'étaient dangereux. Le théurge Greatrakès, de même que tous les théurges guérisseurs, n'obtenait de cures qu'avec le concours des Esprits blancs qui l'assistaient, et ces esprits guérissaient qui bon leur semblait, ou plutôt ceux qui, selon la justice divine, étaient dignes de semblable faveur ; et, comme preuve que les guérisseurs opèrent sous l'influence d'une puissance en dehors de leur volonté, nous rappellerons les cures obtenues en 1320, à Lagny, par un enfant de huit ans, signalées par Duplessis dans son *Histoire du Diocèse de Meaux;* il tombe sous le sens que cet enfant n'était pas d'âge à être expert dans l'art du charlatanisme.

Cependant, les savants nient ces effets positifs ; les théologiens affirment que c'est le diable qui les produit, et l'excommunication s'en suit, puis la torture, le bûcher.

Il est à remarquer que ces deux autorités qui ont le monopole, les uns d'atrophier le corps, et les autres d'abrutir la raison humaine, s'entendent à merveille toutes les fois qu'il y a une persécution à exercer envers quiconque s'élève justement contre les fables des uns et les erreurs des autres.

Cependant, le clergé catholique compte dans ses rangs quelques membres qui furent doués de la faculté de guérir : tels Gassner (Jean-Joseph), né en 1727, à Bratz (Allemagne), et nommé curé de Klocsterlé.

« Quinze ans s'écoulèrent, dit Larousse, sans qu'aucun événement attirât l'attention sur lui ; mais le bruit se répandit qu'il guérissait toute espèce de maladies par l'imposition des mains; et comme la crédulité publique ne fait jamais défaut, même aux choses les plus extravagantes, les boîteux, les bossus, les manchots et autres malades, accoururent de cinquante lieues à la ronde dans l'espoir d'une prompte guérison.

« Gassner fit mieux encore. Beaucoup de malades, ne pouvant venir à lui, il alla vers eux : tournée miraculeuse dont l'évêque de Constance s'émut; il envoya auprès du faiseur de prodiges un directeur de séminaire chargé de l'examiner. Gassner répondit, sans embarras, qu'il chassait les démons par la prière, en vertu des pouvoirs donnés à tous les prêtres, et détailla tout un système dont l'obscurité préméditée confondait la science des théologiens et des médecins les plus distingués.

« Nous le rapportons succinctement : Dieu, ayant créé le monde, en confia le gouvernement aux êtres célestes, exécuteurs de ses lois. Les anges prévaricateurs conservèrent, depuis leur chute, quelques prérogatives de leur ancien état : ils ont une influence active sur les êtres matériels, sur les organes de l'homme, et sur ses facultés morales. A l'appui de ces principes, il rappelle l'histoire de la pythonisse, qui évoqua l'ombre de Samuel, et diverses autres évocations mentionnées dans la Bible, au sujet de personnes obsédées par l'esprit des ténèbres. L'être malfaisant est toujours en lutte avec la puissance divine. Des maladies qui affligent l'espèce humaine, les unes viennent du dérangement de l'économie animale, d'autres sont exclusivement l'effet du pouvoir que le diable exerce sur les corps; d'autres enfin, sont mixtes et produites à la fois par des causes naturelles et par un agent surnaturel, mais malfaisant. La guérison des premières est du ressort de la médecine; les secondes sont soumises au droit d'exorciser, conféré aux prêtres par l'ordination, qui leur donne un pouvoir illimité sur les démons. La guérison des troisièmes exige le concours de la médecine et de l'exorcisme ; toute l'efficacité du dernier moyen dépend du degré de foi du malade ; sans la foi, son mal lui reste, son incrédulité rend nuls les pouvoirs de l'exorcisme.

« Gassner commençait par un exorcisme d'épreuve pour s'assurer si l'esprit de ténèbres était en tout ou en partie l'auteur du mal. Revêtu d'une étole, et placé près d'un crucifix, il sommait le diable d'agir sur les organes du patient. Il en résultait fréquemment des crises ou effrayantes, ou ridicules ; le malade était atteint de convulsions qui amusaient ou faisaient frémir les spectateurs. La réputation du thaumaturge se répandit en Allemagne et dans les pays voisins, où il eut pour admirateurs et protecteurs des hommes puissants. A son presbytère affluaient journellement une multitude de malades. Il quitta sa paroisse, visita divers cantons du pays, restant quelque temps à Elvangen, puis se rendit à Ratisbonne, sur l'invitation du prince-évêque, qui usa de sagesse pour ne pas se compromettre, et chargea une commission d'hommes éclairés d'examiner soigneusement les opérations de Gassner et de rédiger le procès-verbal de toutes les séances. Personne n'en était exclu ; Gassner invitait au contraire les médecins à s'y rendre et à épuiser toutes les précautions nécessaires pour écarter le soupçon de supercherie. C'est ainsi qu'il en usa avec le duc de Wurtemberg, qui avait témoigné le désir de vérifier par lui-même le merveilleux de ces opérations. Gassner le pria de se faire accompagner par des médecins ; le duc y vint et signa le procès-verbal. On vit pleuvoir de toutes parts des pamphlets contre Gassner ; on cita des guérisons qui n'avaient été ni radicales, ni durables ; mais, en général, admettant les faits, on discutait seulement la nature de ces guérisons. Étaient-elles le résultat de moyens naturels ou de prestiges, ou de miracles réels ? Pour les miracles, il n'en faut pas voir dans tout cela, pas plus que dans les convulsions des jansénistes, au tombeau du diacre Paris. De Haen, sur l'invitation de l'impératrice Marie-Thérèse, composa un ouvrage au sujet des guérisons de Gassner. Loin d'y trouver des caractères miraculeux, il n'y voit que des jongleries qui outragent la Divinité. Gassner eut les succès éphémères que l'enthousiasme assure à tous les hommes de son espèce, présents, passés et futurs.

« On a, ajoute Larousse, à Paris, une lettre de Lavater, qui écrivait à Gassner de lui communiquer le pouvoir de guérir ; Lavater le supposait donc revêtu de ce pouvoir. Cette crédulité de la part du ministre zuriquois était bien connue, et Mirabeau lui reproche d'avoir prôné successivement Schœpfer, cafetier de Leipzig, qui prétendait évoquer les morts et qui finit par se tuer en 1795, puis Gassner, ex-jésuite de Bavière, et ensuite Mesmer.

« L'empereur Joseph II interdit bientôt au pauvre homme le séjour de Ratisbonne, et il alla mourir à Rondorf, oublié de tous.

Le prince allemand Hohenlohe, ordonné prêtre en

1815, exerça également une faculté de guérir qui fit si grand bruit que l'autorité dut intervenir pour faire cesser l'affluence des malades qui accouraient de tous côtés. « A Wertzbourg et à Bamberg, dit Larousse, en 1821, il aurait rendu la vue aux aveugles, fait parler les muets, entendre les sourds, marcher les boîteux et les paralytiques. Bientôt sa présence ne fut plus même nécessaire pour guérir les malades : il suffisait à ceux-ci, quelque éloignés qu'ils fussent, de communier à la même heure qu'il disait la messe pour eux, et de réciter une prière, imprimée pour cet objet, et la même pour toutes les maladies.

Ce bon prêtre, qui était un exemple de charité, faisait un contraste si opposé aux mœurs corrompues des prêtres de Rome, qu'il fut persécuté par le pape Pie VII lequel lançait des excommunications contre les philosophes aux idées libérales de France, les illuminés d'Allemagne, les carbonari d'Italie, les écrivains indépendants et poussa la lâcheté jusqu'à persécuter un vénérable vieillard, le vertueux Llorente, l'auteur de l'histoire de l'Inquisition en Espagne, le força de quitter la France au milieu de l'hiver, ce qui fut cause qu'il mourut avant d'avoir atteint la frontière.

En 1771, rue des Moineaux, à Paris, il y avait un homme qu'on appelait le toucheur, et vers lequel accourait la foule à cause des nombreuses guérisons qu'il obtenait par le toucher. Il n'y a sortes de persécutions qu'on ne fît subir à ce brave homme pour le forcer à cesser ses guérisons.

Les journaux de Prague, de Nuremberg (1805-1807)

et autres, rapportent de nombreuses guérisons obtenues sans remèdes par les Esprits blancs.

Vers l'année 1840, le commandant en retraite, Laforgue, exerçait à Pau la faculté de guérir. Les persécutions de toutes sortes furent exercées contre cet homme de bien qui fut traduit plusieurs fois devant les tribunaux, par le corps médical.

Vers le même temps, madame de Saint-Amour, a Nantes, était aussi douée d'une grande faculté de guérir. Monsieur Lachâtre, dans sa revue des *Mondes invisibles*, n°s 9 et 10, rapporte que « durant l'année 1853, le bruit des guérisons du commandant en retraite, Blandin de Saint-Pol, se répandait dans Versailles et que malgré ses hauts mérites et son désintéressement, Blandin n'a rencontré que l'ingratitude et la persécution : il eut surtout à souffrir du fanatisme religieux. »

Ainsi, de tous temps, nous voyons les sectes religieuses et les coteries médicales exercer une persécution acharnée contre les hommes de bien qui se sacrifiaient pour guérir, et que les sectes religieuses accusaient de sorcellerie.

TROISIÈME CONFÉRENCE

Mesdames, Messieurs,

Les sectes religieuses ont pourtant trouvé moyen d'exploiter, comme agents de guérison, les reliques des martyrs et des saints, dont elles ont fait le plus honteux trafic.

» Le culte et le trafic des reliques ont constitué, avec le commerce des indulgences, les plus scandaleux abus du catholicisme.

La vénération pour les tombeaux des martyrs était toute naturelle aux croyants, et l'on n'alla pas plus loin pendant les premiers siècles : l'Église aurait bien fait de s'en tenir là ; mais toutes les superstitions lui semblaient excellentes dès qu'elles accroissaient son influence et son crédit, elle ne se fit aucun scrupule d'encourager celle-ci, quoiqu'elle fût issue directement du paganisme.

Dès 386, Théodose était obligé de mettre un frein à la cupidité des prêtres, qui vendaient comme amulettes et talismans des débris quelconques de squelettes, sous le nom de reliques des martyrs.

Le troisième concile de Carthage (397) organisa néanmoins le cultes des reliques, et celui de Constantinople (692), allant beaucoup plus loin, ordonna de détruire tous les autels qui ne renfermeraient pas de précieuses reliques. Dès lors commencèrent ces histoires grossières et ces spéculations honteuses que l'on ne saurait trop flétrir. Lorsqu'on manquait de martyrs, on en inventait, de sorte que le même saint fut découvert en cinq, dix et vingt endroits différents. Le vol des cadavres inhumés près des églises devint une frénésie sacerdotale et saint Grégoire, qui témoignait d'une si grande terreur à la seule idée d'approcher le corps d'un martyr, en expédia lui-même un grand nombre dans différentes paroisses pour les livrer à la vénération des simples.

En France, durant tout le moyen âge, les reliques furent en grande vénération ; les serments les plus solennels se faisaient sur les restes d'un saint martyr, comme autrefois on jurait sur le Styx.

Les rois de France des deux premières races conservaient précieusement des reliques dans leurs palais ; enfin, on peut encore citer les restes de la bienheureuse sainte Geneviève, renfermés dans une châsse, d'où ils étaient retirés pour être promenés dans les rues de la ville, lorsqu'il s'agissait d'éloigner quelque calamité, de faire tomber ou de faire cesser la pluie.

« Les reliques ne se composent pas seulement des restes des martyrs, mais de toutes sortes d'objets, considérés comme leur ayant appartenu.

« L'église Saint-Laurent, à Gènes, possédait encore, il y a peu d'années, le *Saro-Cattino*, c'est-à-dire le fameux plat d'émeraude sur lequel Jésus-Christ fit la Cène, et qui avait été donné à Salomon par la reine de Saba; transporté à Paris en 1809, le plat fut restitué en 1815. Le voyage fut fatal à la sainte relique, qui fut brisée. On se convainquit alors que cette précieuse émeraude était un simple morceau de verre, et le respect qui l'entourait disparut.

« Une relique, longtemps conservée à l'abbaye de *Port-Royal-des-Champs*, était la coupe en albâtre dans laquelle Jésus-Christ avait bu aux noces de Cana. A Saint Pierre de Rome, on conserve encore la croix de saint-Pierre, et la colonne du temple de Jérusalem sur laquelle Jésus appuya sa main en chassant les vendeurs à coups de fouet; à Sainte-Praxède (Rome), la colonne du palais de Ponce Pilate, à laquelle fut attaché Jésus pour subir la flagellation. A Saint-Pierre-ès-Liens, la chaîne qui garrotta saint Pierre dans les cachots de Jérusalem, la couronne d'épines de Jésus-Christ, les clous, le bois de la croix, le suaire, etc., etc... divisés en parcelles, constituent à eux seuls un ensemble formidable de reliques.

« Saint Louis fit bâtir la Sainte Chapelle pour y placer la couronne d'épines et un morceau de la vraie croix, reliques que le sultan lui avait vendues fort cher. A propos de la croix sur laquelle Jésus a été crucifié, on a calculé qu'en réunissant toutes les parcelles qui existent de par le monde, et qui passent pour authentiques, on en pourrait construire un navire à trois mâts; mais à cela il n'y a rien à dire: un jésuite a soutenu très sérieusement que les saintes reliques se multiplièrent infiniment par la grâce de Dieu.

« En 1239, saint Louis acquit de Baudouin, empereur latin de Constantinople, la couronne d'épines qui passait pour être celle qui avait ceint le front de Jésus-Christ, et qui faisait partie du trésor de Sainte-Sophie; Baudouin, pressé d'argent, l'avait mise en gage entre les mains d'usuriers vénitiens. Connaissant la passion du roi de France pour les reliques, il lui offrit la couronne en toute propriété, moyennant un prix digne de l'objet. Louis, fort affligé en ce moment par la perte récente d'un *très saint clou* du Seigneur, que l'on conservait à Saint-Denis, consentit avec joie au marché, remboursa les prêteurs, et paya grassement Baudouin.

« Déjà Saint-Denis possédait une « vraie couronne, » désormais, on en eut deux à offrir à la vénération des fidèles. Deux ans plus tard, Baudouin, qui se trouvait bien de son brocantage, vendit au même client une portion considérable de la vraie croix, le fer de lance et l'éponge.

« Il eût fini, sans doute, par négocier le fiel et le vinaigre, pour compléter tous les accessoires de la passion.

« Louis IX achetait tout, sans le moindre doute, et sans ostentation. Pour loger dignement les précieuses reliques, il fit construire l'admirable édifice connu sous le nom de Sainte-Chapelle, le seul monument à peu près intact qui soit resté du grand architecte Pierre de Montreuil. » (P. Larousse).

La cathédrale de Chartres possède encore beaucoup de reliques qui, sans avoir appartenu à la Vierge, n'en ont pas moins une grande puissance : les reliques des saints qui procurent la pluie, et de ceux qui procurent le beau temps : par exemple les os de saint Piat, qui ont le pouvoir d'amener le beau temps, et ceux de saint Taurin, la pluie.

Cependant, les reliques de saint Piat ne seraient pas loyalement la propriété de Chartres ; si nous nous en rapportons à l'histoire, elles auraient été volées par une bande de fervents catholiques chartrains à la ville de Siclin, en Tournesis, où elles faisaient accourir la foule.

Les malheureux habitants de Siclin se levèrent en masse et armés, pour poursuivre les ravisseurs; mais hélas! ils furent déçus dans leur entreprise, car ils furent tout à coup arrêtés dans leur course par un miracle du bienheureux saint : un nuage épais les couvrit et les mit dans l'impossibilité de continuer leur marche. Les Chartrains triomphants rapportèrent les précieux ossements dans leur ville, et c'est en mémoire de ce fait que le jour de la fête de saint Piat, le nuage est représenté dans l'église par un nuage de fumée d'encens, qui rappelle la déconfiture des malheureux habitants de Siclin.

Quant à saint Taurin, qui procure la pluie, les villes d'Evreux et de Pezy se flattent de posséder spécialement aussi les os de ce saint. Une concurrence à outrance s'est engagée entre ces trois localités ; Évreux paraît l'emporter pour ces motifs que, non seulement saint Taurin fut évêque de leur cité, mais qu'il est renforcé, dans son pouvoir de faire tomber la pluie, par saint Maximin et saint Venérand.

Les saints pluvieux sont en quantité à travers les cités

catholiques, sans compter les puits miraculeux. Il y a plusieurs moyens d'invoquer la bonne influence des fétiches pour changer le temps à la volonté des prêtres; ceux qui sont le plus en vogue et qui rapportent le plus d'argent, sont les processions ; ces mises en scène, employées déjà dans l'antiquité, chez les païens qui, — nous l'avons déjà prouvé dans ce livre — avaient aussi leurs divinités... ayant des attributions identiques à celles des chrétiens, et leur rendaient un culte pompeux, plein de grandeur et de majesté.

Si nous voulons avoir la preuve de l'efficacité d'une de ces cérémonies, écoutons un historien distingué, A.-S. Morin, quand il rapporte qu'en 1870 la sécheresse fut excessive et causa de grands dommages aux produits agricoles ; on invoqua tous les saints chargés de présider à la pluie. A Chartres, le clergé fit, le 17 juin, une procession solennelle, où l'on porta la châsse de saint Taurin. Les processions affluèrent à Champrond et trempèrent énergiquement leurs bannières et même la croix dans le puits de Saint-Sauveur. Il y eut non moins grande affluence à Saint-Taurin-de-Pezy, à la fontaine de Saint-Éman, et aux martyrs de Droné.

En Belgique, un cortège de treize cents habitants de Turnhout se rendit processionnellement, le 13 juin, à Montaigu. Ce voyage, exécuté par une chaleur tropicale, occasionna trente cas d'insolation; une jeune fille de dix-huit ans en mourut : ce fut là le seul résultat de la procession.

Passons à une autre relique, dont la cathédrale de Chartres possède des échantillons les plus authentiques et les moins frelatés, nous voulons parler du lait de la Vierge Marie, de celui-là même dont fut allaité Jésus, car celui qui servit à allaiter ses frères et sœurs ne doit sans doute pas avoir la même qualité. S'il y a jamais eu rivalité et concurrence de produits, c'est bien dans les rangs des corporations catholiques au sujet de ce merveilleux aliment... que beaucoup de pays prétendent posséder, chacun assurant que le sien est le moins frelaté, le plus pur, le seul authentique, car non seulement Chartres bat la grosse caisse à son sujet, mais il y en a aussi à Naples, dans l'église des Minimes, dans l'église de Cadelen, à Albi, où Marie est appelée Notre-Dame-de-Lait; à la Sainte-Chapelle de Paris, à Douai; à Saint-Damien-d'Assise, etc... A Naples, dans l'église des Minimes, il y a du lait de la Vierge, qui se liquéfie à jour fixe (L'abbé Coyer, *Voy. en Italie*, t. IV, p. 234, 1873).

« Peu leur importait, à ces prêtres cupides, s'écrie Larousse (*Dict. univ.*), que la majesté de Dieu et des saints fût compromise par d'ignobles barbouillages. Tout en proclamant leur Dieu un pur Esprit, ils voulaient, pour les multitudes, le rendre visible et tangible, tel qu'il apparaît encore, dans nos églises des campagnes, aux yeux des bonnes âmes hébétées. Sur cent chrétiens, on peut l'affirmer hardiment, il y en a quatre-vingt-dix-neuf qui sont idolâtres.

« Toutes ces images offrent un souvenir aussi atténué que possible plutôt qu'une véritable représentation du crucifiement. Et ce qui fait voir plus évidemment encore avec quelle hésitation on se risquait dans la reproduction figurée des humiliations et des douleurs du Christ, c'est que immédiatement au-dessous du sujet que nous venons de décrire, et dans l'intention évidente d'en adoucir encore l'austérité telle quelle, on ne manque jamais de mettre en scène le mystère glorieux de la résurrection. » (Larousse, *Dict. univ.*).

Enfin, toutes les fables de la Vierge Marie, des apôtres et de la majorité des saints, sont des contes imaginaires, dont nous n'avons aucune preuve de vérité.

Il est donc un fait avéré, c'est que tout ce qui est chrétien, se courbant devant l'image de la croix, aliène sa raison devant le lingam-ioni, parties génitales de l'homme et de la femme, premier symbole de la fécondité de la création universelle, personnifié dans le soleil, représenté tour à tour par des divinités imaginaires, dont le Christ des chrétiens n'est qu'une grossière imitation.

Les historiens, Sazozène (*Hist. ecclés.*) et Rufin, s'accordent pour dire que dans plusieurs temples en Égypte, et particulièrement à Canope, ville située sur un des bras du Nil, on trouva la croix qui symbolisait la fécondité. Rufin rapporte (liv. II, ch. XXIX) que les initiés aux mystères des temples égyptiens, lorsqu'ils étaient promus au 7e grade, recevaient une croix qu'ils devaient porter continuellement sur eux comme symbole de la fécondation.

L'empereur Adrien assure que Sérapis, ou le Soleil, est l'objet du culte des chrétiens ; qu'il est cet Osiris qui naît, meurt et ressuscite comme le Christ Jésus ; il est le Mithra des Perses, né dans un antre, comme Jésus dans une étable, et dont on fête également la naissance le 25 décembre. Comme Christ, Mithra est mort et ressuscité ; comme lui, il est venu pour sauver les hommes.

Les prêtres de Mithra ont leur baptême, leur communion, enfin tous les sacrements des chrétiens, et Mithra s'unit au taureau comme Christ à l'agneau au printemps.

Christ est le même que le dieu Jupiter Ammon, adoré à Thèbes, dans la Haute-Égypte, qui est représenté aussi sous la forme du bélier ou de l'agneau, et sous la figure humaine. Christ est le fameux Adonis ou le soleil, qui meurt également, descend aux enfers et ressuscite, et qui a aussi ses fêtes.

Toutes ces divinités imaginaires, personnification du soleil, furent tour à tour, comme Jésus, qualifiées de médiatrices entre Dieu et les hommes, comme le Christna des Indous, dont les chrétiens ont copié grotesquement toutes les légendes : sa naissance dans le sein d'une vierge, sa vie miraculeuse, sa mort, etc.

Or, les légendes des chrétiens qui ont cours depuis les premiers siècles sur le fils de Marie, sur son avènement, sont toutes contradictoires dans les prétendus écrits évangéliques attribués aux apôtres.

« A s'en tenir même aux témoignages évangéliques, dit Patrice Paroque, les seuls qui existent, relativement à la naissance de Jésus, à sa vie publique, aux motifs de sa condamnation à mort, à son crucifiement et à sa sépulture, on ne sait rien, d'une certitude historique, sur les circonstances mêmes purement humaines, qui se rattachent à toutes ces choses. »

Nous n'aurons donc pas, pour nous guider, les cinquante-deux évangiles qui ont rapporté divers documents légendaires sur Jésus, mais seulement quatre, que la sagesse des Pères de la chrétienté a jugés identiques et de révélation divine.

Ces évangiles sont ceux de Mathieu, de Marc, de Luc et de Jean. N'ayant aucun des originaux de ces écrits, nous ne pouvons rien affirmer, car ils ont été maladroitement remaniés.

Le savant théologien anglais, Jean Mill, dans son écrit en grec (Oxford, 1707), en a relevé trente mille variantes, avec des notes et des commentaires. « Ce nombre considérable de variantes, dit P. Larousse, est pris dans plus de cent vingt manuscrits, dans les Pères, dans les versions anciennes et modernes, dans les commentateurs, etc., ce qui fit dire au docteur Whitbey (1710) que Mill rendait, par ses variétés, le Nouveau Testament méconnaissable. » Ce docteur remarque judicieusement que si nous écoutons les historiens les plus accrédités, les évangiles ne seraient que des fables, des légendes qui regorgent de contradictions, d'erreurs, et sur l'autorité desquelles on est fixé depuis longtemps. Déjà, à la fin du IVe siècle, l'évêque arménien Faustus de Byzance, célèbre historien, déclara « qu'on ne pouvait rien savoir sur les véritables auteurs des évangiles ». Ernest Renan est obligé de convenir que les évangiles ne sont formés qu'à l'aide de simples légendes sans ordre chronologique, arrangés au moyen de textes différents, que les synoptiques ont subi trois transformations avant d'être ce qu'elles présentent aujourd'hui. « Plusieurs récits surtout, celui de Luc, dit-il, ont été inventés ». (*Vie de Jésus*, introduction.)

QUATRIÈME CONFÉRENCE

« Mesdames, Messieurs,

« Mesmer (Frédéric-Antoine), médecin allemand, est l'auteur de la doctrine du magnétisme animal. Sa thèse, *De planetarum inflexu*, est une réminiscence de l'astrologie judiciaire. Il y prétend que les astres, par le moyen d'un fluide subtil répandu dans tout l'univers, influent sur les corps animés. Comme à l'époque où Mesmer se fit recevoir docteur, on s'occupait beaucoup, à Vienne, du traitement des maladies au moyen d'aimants, soit naturels, soit artificiels, Mesmer réussit à se faire un certain nombre de partisans parmi les gens disposés à croire à tout ce qui a une apparence de merveilleux. Bientôt il annonça avoir trouvé dans les propriétés de l'aimant un remède à toutes les maladies » (P. Larousse). Cette découverte fut revendiquée par le Père Hell (Maximilien), jésuite, célèbre astronome hongrois, et bien avant, par Libarius, disciple de Paracelse qui, lui-même, avait appliqué la puissance de l'agent fluidique; puis continué par Pierre Borel et Van Helmont, qui poursuivirent bien plus loin que le Père Hell leurs investigations sur l'alchimie et sur la propriété des aimants.

« Ces savants chercheurs avaient déjà poussé fort avant l'influence curative du fluide universel, quand Mesmer, accusé aussi de plagiat par le Père Hell, se flatta de nouveau d'avoir fait une découverte bien plus importante.

Quelle était cette découverte, « qu'il regardait comme le grand agent de l'univers », et par la vertu duquel il prétendait obtenir des cures merveilleuses, sans le secours des procédés aimantés du jésuite Hell? C'était le fluide magnétique « médecine d'attouchement, dit M. de Jussieu, pratiquée en tout temps et par toutes les nations » et que Mesmer n'avait point inventée mais bestialement dénaturée et *animalisée*.

« Les idées que Mesmer, dit Louis Blanc, donnait comme une découverte lui étant propre, sont loin d'être neuves; on les retrouve émises dans Paracelse, Maxwel, Libarius, Pierre Borel. En outre, il n'avait pas plus le droit de revendiquer pour lui l'application de ces doctrines à la médecine, dit M. Hœfer; car bien antérieurement à Mesmer, il est souvent question, dans les ouvrages des médecins, de cures magnétiques. »

Ecoutons Deleuze, un des apôtres les plus accrédités du magnétisme, quand il dit: « Lorsque Mesmer annonça sa découverte, il ne voulut point dévoiler un secret dont il se croyait seul possesseur, à moins qu'on ne lui donnât un certain nombre d'élèves choisis..... Il en publia les bases en vingt-sept propositions, qu'il se réservait de prouver, et dont il promettait de donner le développement et d'expliquer les conséquences dès qu'on aurait consenti à assurer son sort (il voulait cent louis par élèves). Ces propositions étaient fort obscures; plusieurs d'entre elles, contraires aux opinions reçues en physique; elles n'ont jamais été clairement expliquées, et cependant on a obtenu le plus grand succès en magnétisme. Cela prouve qu'elles n'avaient pas l'importance que leur attribue leur auteur, et que les effets qu'ils produisait et ceux qu'ont produits ses élèves n'étaient pas essentiellement liés à sa doctrine. »

» Qu'espériez-vous donc, s'écrie le baron Dupotet (revenu lui-même de ses illusions) des flatteries que vous adressiez aux savants de ce temps? Vous n'avez donc pas reconnu qu'elles ne servaient qu'à vous rendre misérable à leurs yeux. »

Comment en serait-il autrement et que devenait l'autorité des guérisseurs de l'antiquité devant les procédés ridicules tels que passes, baguettes *magiques*, etc., accrédités par Mesmer et ses adeptes, comme moyens indispensables pour obtenir les vertus nécessaires à guérir? Plus tard, lorsque la foule, avide de nouveautés, accourut pour jouir de ce divertissant spectacle de crises et de convulsions (imitées par le docteur Charcot), Mesmer, redoublant de mise en scène, de charlatanisme, imagina le fameux baquet avec les accessoires de fils aimantés, qu'il tenait du jésuite Hell. » Elevé au milieu d'une vaste salle, son couvercle se trouvait percé d'un certain nombre de trous d'où sortaient des branches de fer coudées et mobiles. Les malades étaient rangés pêle-mêle autour de ce baquet dans une nudité complète, chacun ayant sa tige métallique, qu'il devait appliquer directement sur la partie malade, etc. (*Encyclopédie du dix-neuvième siècle.*)

« Il fallait, dit Larousse, se faire inscrire longtemps d'avance, et bientôt vint la mode de retenir le baquet pour une soirée, absolument comme on retient aujourd'hui une loge à l'Opéra. Mesmer mit d'abord le *baquet* dans un hôtel de la place Vendôme. Il y avait monté quatre appareils, trois pour les riches, où il opérait lui-même, et le quatrième pour les pauvres, où il se faisait remplacer par son valet. »

« Au milieu de la foule agitée, Mesmer se promenait en habit lilas, armé d'un baguette magique qu'il étendait sur les individus réfractaires. »

Mesmer qualifiait de *générateurs* les baquets autour desquels les malades prenaient place. Ceux-ci étaient pris soudain par une action terrible qui déterminait chez les uns des vertiges effrayants, des trépignements de pieds, des mouvements tétaniques, des convulsions, des hoquets; chez d'autres des crises délirantes des plus diverses; des hommes, des femmes, se précipitant dans les bras l'un de l'autre, s'embrassaient avec joie, et avec amour; la majorité se repoussait avec horreur.

« Les effets produits sur les malades rangés autour du baquet, au dire de Larousse, étaient des plus variables. Les uns, et c'était ordinairement le cas de ceux que l'on magnétisait pour la première fois, n'éprouvaient rien; chez les autres, l'action magnétique se manifestait par des éclats de rire, des bâillements, des frissons ou des sueurs. Enfin, ceux qui avaient déjà plus ou moins ressenti les influences du *baquet*, étaient agités par des convulsions, qui duraient quelquefois jusqu'à trois heures, et qui toujours étaient d'une violence extrême. Ces convulsions, que Mesmer appelait des *crises*, étaient un peu longues à s'établir ; mais, dès qu'un patient en avait une, les autres l'imitaient successivement.

« Les femmes y étaient beaucoup plus sujettes que les hommes.

« Elles commençaient par des gémissements douloureux, accompagnés de pleurs et entrecoupés de hoquets effrayants ; bientôt la respiration participait du râle, la face prenait un aspect cadavérique : la mort par suffocation paraissait prochaine. Tout à coup, par une sorte de réaction suprême, les malades se ranimaient, et alors, au milieu d'éclats de rires immodérés, on les voyait se jeter à terre, se relever, comme poussés par un ressort, se poursuivre, se repousser, enfin, se livrer, ainsi que des énergumènes, aux mouvements les plus singuliers et les plus divers. A ce moment, Mesmer saisissait les plus furieux à bras-le-corps et les emportait dans une pièce voisine, dit la *salle des crises* ou *l'enfer des convulsions*, dont les murs et le parquet, soigneusement matelassés et capitonnés, leur permettaient de se livrer à leurs ébats, sans pouvoir se blesser.

« Les crises étaient suivies d'un état de langueur et de rêverie, qui ne disparaissaient qu'au bout de plusieurs heures. Quant aux effets curatifs résultant du traitement, les uns déclaraient n'avoir éprouvé aucun soulagement, tandis que les autres, et c'étaient toujours les plus nerveux, ceux qui avaient passé par la salle des crises, affirmaient que, grâce au bienfaisant baquet, leurs maladies avaient disparu comme par enchantement. »

Mesmer avait-il réellement la conviction que le fluide magnétique ne pouvait avoir d'action qu'à l'aide de la grotesque pratique qu'il exerçait à l'aide de son baquet et de ses accessoires? Croyait-il vraiment à ce qu'il accréditait... qu'il n'y avait point de guérison sans crise?

Si Mesmer avait été mis à la raison pour sa prétendue découverte des aimants par le père Hell, il pouvait être tranquille au sujet du fluide magnétique qui avait été mis en pratique depuis les premiers âges du monde et que, deux siècles avant lui, Paracelse avait, avec sagesse et désintéressement, mis en pratique ainsi que ses adeptes Libarius (1605), Borel (1620), Van-Helmont (1644). sans avoir recours aux mises en scènes dont le charlatanisme l'entoura « Je ne serais pas éloigné de penser que sa croyance à un fluide magnétique animal fût équivoque, s'écrie le baron Hénin de Cuvillers, ex-secrétaire de la Société du magnétisme de Paris, (*Arch. du mag.*, t. 11.)

C'est la doctrine de Mesmer qui donna prise à tous les genres de charlatanisme dont nous sommes encore victimes aujourd'hui, et c'est désolant de voir dans quel état sont tombés ses disciples.

Il est assuré qu'il n'y en a pas un qui n'ait un système différent dans sa manière de pratiquer.

Mesmer, sans se préoccuper qu'il viendrait une époque où l'agent fluidique, grâce aux données spiritualistes, reviendrait dans toute sa vérité, s'adressa aux Académiciens pour accréditer sa prétendue découverte. Hélas! combien il paya cher son orgueilleuse prétention pour établir sa renommée!

« Pour pratiquer le magnétisme, dit Deleuze, on n'a besoin que de volonté, de confiance et de charité. S'il (Mesmer) a voulu dire que la guérison s'opérait par un changement subit qui se manifeste par des symptômes évidents, cela n'est pas toujours vrai. Car plusieurs maladies se guérissent par une amélioration lente et graduelle, sans qu'on puisse remarquer le moment où elles ont pris un autre caractère. »

Après Mesmer, nous arrivons au Marquis de Puységur. Les résultats déplorables du baquet avaient refroidi l'enthousiasme public, et le Marquis, apôtre acharné de Mesmer, songea à inventer un autre moyen plus simple. Pensant qu'il était inutile de renouveler aucun essai à Paris, il se retira dans son château de Buzancy où il se mit à opérer. Pour remplacer le baquet de Mesmer, il imagina un vieil arbre aux branches auquel il attacha des cordes qui devaient remplacer les tiges de métal du baquet; il avait établi des bancs tout autour; et là, les malades que le prestige de son nom attirait, s'asseyaient tenant en main les extrémités des cordes attachés à l'arbre magique, et les appliquant, de même que les tiges de Mesmer, sur les parties souffrantes. Là, les crises étaient plus douces, et la bonne foi des paysans, secondée par l'inépuisable bienfaisance, le caractère aimable et désintéressé de M. de Puységur, amenait les meilleurs résultats, beaucoup de guérisons furent constatées dans cette mise en scène. M. de Puységur remarqua que beaucoup de ceux qui prenaient des crises, étaient en état de somnambulisme artificiel ; il supprima alors l'arbre et ses accessoires, et se mit à actionner par sa volonté les malades, dans l'intention de les endormir ; ce moyen lui réussit dans une certaine mesure, car il obtint un grand nombre de cures, et, de ce jour, le somnambulisme artificiel entra dans le domaine public.

Mais hélas ! à combien de charlatanerie n'a-t-il pas donné carrière ? à combiens d'erreurs, de tromperies, de jongleries ne s'est-il pas prêté, lorsque la cupidité entreprit de l'exploiter, et M. de Puységur lui-même n'échappa pas à un de ses écueils les plus redoutables : la supercherie des sujets.

M. M.-G.... de Sémur, dans son traité des erreurs et des préjugés, à propos de M. le marquis de Puységur et de son sujet *lucide*, raconte ainsi les exploits de ce célèbre magnétiseur :

« Dans le temps où M. de Puységur exerçait son apostolat avec le plus de ferveur, il avait pris à son service une jeune fille qui, si nous ne nous trompons, s'appelait Marie ; elle venait de la campagne, apportant à Paris ses dix-sept ans et une admirable santé. Marie parut à son maître un sujet qui lui ferait honneur, et, peu de jours après son arrivée, M. de Puységur se mit en devoir de la magnétiser. Malheureusement Marie n'était point une prédestinée de la science, le fluide n'agit pas plus sur elle que sur une tête à perruque, et M. de Puységur attendit qu'il lui vint de meilleures dispositions.

« Marie n'avait d'abord que de très faibles gages, et elle aurait bien voulu les voir augmenter; elle s'en ouvrit aux élèves en magnétisme, qui causaient quelquefois avec elle. Un de ceux-ci lui conseilla de se prêter de bonne grâce aux exercices magnétiques de son maître, lui enseigna la manière de s'y prendre pour acquérir, au moins en apparence, toute la lucidité voulue, quelles choses elle devait voir quand elle serait en état de somnambulisme, et ce qu'elle devrait répondre aux questions de son maître. Marie, qui était une fille fort spirituelle et passablement malicieuse, retint la leçon et la mit à profit aussitôt que l'occasion s'en présenta. M. de Puységur, sans en espérer beaucoup, continuait cependant, pour l'acquit de sa conscience, à la magnétiser de temps en temps. A la plus prochaine épreuve, Marie s'assoupit le mieux du monde, puis elle devint lucide, au grand triomphe du magnétisme, et, sur la première demande qu'il lui fit, ses gages furent un peu augmentés. Les progrès de Marie furent si admirables, qu'elle s'endormit bientôt au premier commandement; elle voyait tout, elle répondait à tout avec une justesse parfaite, si bien qu'elle devint, au bout de quelques mois, le sujet le plus distingué qui eût jamais causé l'admiration des magnétiseurs qui se rendaient dans le cabinet de M. de Puységur. Cependant Marie, dont les gages augmentaient de mois en mois, eut trop d'ambition, et c'est ce qui la perdit ; elle devint si exigeante, que son maître dut se priver de ses services, et force lui fut de se placer ailleurs, où elle ne sut plus que faire la cuisine. »

« Les somnambules, a dit Delaage, finissent par acquérir un véritable talent dans l'art de faire des dupes. »

« Combien de jeunes filles, s'écria Aubin Gauthier, rédacteur de *la Revue mangétique* (t. I, p. 453), n'ont joué ce rôle de somnambule que pour être admirées, entourées, coquetées, que pour voir se presser autour d'elles un cercle de jeunes gens », et Delaage, ajoute : « Le magnétisme, aujourd'hui, est un trafic. » *(Myst. du Magn.*, p. 24.)

Dans son ouvrage : « *Le Merveilleux dans le Magnétisme* (page 222) », M. Hippolyte Blanc rapporte un fait des plus navrants, obtenu par un docteur dont il tait le nom ; voici le fait ?

« A Manchester, le docteur N...., magnétisant un jeune homme, produisit la folie furieuse et l'épilepsie. Il fallut l'emporter, le hisser dans une voiture et le transporter chez lui.

Nous nous mîmes à quatre pour cette difficile opération, et il fallut huit hommes pour le monter dans sa chambre ; il nous renversa tous dans l'escalier : ses forces étaient centuplées.

Fort heureusement, je pus m'emparer de l'estomac et appuyer mes doigts sur l'épigastre ; je le maintins, et nous arrivâmes dans sa chambre où nous eûmes toutes les peines du monde à le coucher.

« Je l'endormis à force de magnétisations ; alors je fus maître et des convulsions et de la folie ; lorsque je le réveillai, après quelques heures, la folie se présenta dans toute sa fureur ; puis il y eut accès d'épilepsie, avec convulsion et écume à la bouche.

« Ce fut pendant cette crise épileptique que je parvins à l'endormir de nouveau ; il m'a fallu trois jours et trois nuits sans le quitter et le maintenir, toujours dans le sommeil, pour ramener la raison et faire cesser les crises épileptiques.

« Lorsqu'il fut rétabli, je restai quelque temps sans pouvoir le magnétiser ; à peine l'avais-je endormi, qu'il s'éveillait aussitôt comme s'il éprouvait une secousse violente. »

» Ma main, raconte M. du Potet (*Journal du Magnétiseur*, tome V, p. 292), tient le miroir fatidique (ou magique) ; elle tremble malgré moi, comme si une force secrète la secouait ; je me fais violence pour résister à ce choc inconnu, et, présentant la surface du disque à une femme forte d'intelligence et de volonté, dont le doute provocateur a, malgré moi, donné lieu à cette épreuve, les effets commencent aussitôt. La lumière de la glace ne se transporte pas plus vite, car ici l'action est instantanée.

On voit les yeux de madame N..... devenir ternes, une couleur bilieuse se répandre sur ses traits ; son corps a peine à se tenir debout, car ses membres fléchissent ; la mâchoire inférieure exécute des mouvements, sans que la voix se fasse entendre, bien que tout indique que madame N..... veut parler. A cette protestation évidente succède rapidement une réaction terrible : les yeux deviennent brillants, les traits se contractent, et des sons gutturaux inarticulés, accompagnés de gestes indicibles, jettent la crainte au cœur de toutes les personnes présentes. Je veux arrêter l'expérience, et, dans ce but, je m'éloigne de sept à huit pas, mais les effets continuent ; les yeux de madame N.... se fixent alternativement sur moi et le miroir magique où elle semble poursuivre de ses recherches les images qui y sont peintes ; elle fait même des efforts pour se rapprocher de moi, mais ses pieds semblent avoir pris racine dans le sol ; elle ne peut approcher d'un pas ! La pythonisse n'était pas plus animée, ni son visage empreint de plus sombre terreur !

« Madame N..... a *vu*, on ne peut en douter, et la communication avec des intelligences spirituelles avait commencé d'exister. Voulant mettre un terme à cette scène, je romps le charmeen cachant le miroir. Il était temps, nous n'avions plus alors sous les yeux qu'une femme évanouie : il fallut la soutenir et l'emporter. On s'empresse autour d'elle, on l'interroge, sa bouche reste muette et comme saisie d'épouvante. Elle regarde à droite et à gauche, semblant chercher les ombres qu'elle a vues ; efforts vains de son esprit ! Tout en éprouvant de profondes secousses, elle ne peut plus rien saisir ; la communication spirituelle a été rompue, elle n'a qu'un vague souvenir, une terreur secrète. Elle est toujours semblable à un spectre qui sort du tombeau... Bien que cette expérience n'eût duré que quelques minutes, les suites se firent sentir plus de quatre heures. Un tremblement convulsif, une voix mal assurée, une faiblesse extrême, qu'il me fut impossible de détruire, nous laissèrent à tous un souvenir ineffaçable de cette épreuve. »

Le docteur Beaux, célèbre magnétiseur, rapporte (*Influence de la magnétisation sur le développement de la voix*, p. 63) un fait de mystification dont il a été victime malgré son savoir magnétique et médical.

» Ayant, dit-il, conseillé le magnétisme à une jeune veuve, madame F..., qui avait de l'oppression au creux de l'estomac, je lui dis, pour la déterminer à se faire magnétiser, qu'elle pouvait peut-être acquérir une belle voix...

« Afin d'agir plus fortement, je pris sa tête entre mes mains, je lui fermai les paupières avec mes pouces, et j'appliquai mon front contre le sien : aussitôt, elle parut anéantie, poussa de grands soupirs, et contracta spasmodiquement les bras, les jambes. Contrairement à mes habitudes, je l'avais magnétisée plutôt par complaisance que pour tout autre motif ; car je crois bien qu'elle n'avait pas plus d'oppression que moi au creux de l'estomac. Si elle vient à mourir entre mes mains, me dis-je, que pensera-t-on de moi ? On me dira : « Mais pourquoi l'avez-vous magnétisée !

« — C'était pour lui faire une belle voix.

« — Ah ! je vous fais mon compliment, vous avez réussi.

« Et moi qui croyais avoir de la prudence !

« Tout en faisant ces réflexions, je continuais à faire des passes de la tête aux pieds, à souffler au front, au creux de l'estomac ; mais la respiration ne se rétablissait pas, la peau restait toujours froide. Enfin, je lui dis encore : dormez-vous? Aussitôt, elle se mit vivement sur son séant en ouvrant de grands yeux irrités et me dit brusquement :

« — Non, je ne dors pas, je n'ai pas dormi un instant... c'était pour vous éprouver, ce que j'ai fait : je voulais savoir jusqu'où vous iriez.

« — Comment ! jusqu'où j'irais? Mais je n'ai été que jusqu'où je devais aller. Voulez-vous que je vous montre, dans les ouvrages des magnétiseurs, ce qui est ordonné dans des cas semblables à celui où vous paraissez être? Qu'auriez-vous donc dit si j'avais voulu faire comme ce magnétiseur qui, voyant son ami tomber dans un état de mort apparente, se déshabilla tout nu, le couvrit de son corps pour le réchauffer et lui souffla dans la bouche, comme pour rappeler un noyé à la vie ?

« Pendant que je lui faisais cette remontrance, je vis madame F... tourner la tète de côté, et comme se parlant à elle-même, dire tout bas : « Sacré roué, va !

« — Comment! sacré roué : je vous conseille de parler ; si l'un de nous deux est roué, je sais bien lequel. »

« Quand on songe, dit le célèbre magnétiseur Ricard, à la prudence et au dicernement qu'exige la pratique du magnétisme, combien n'est-on pas effrayé de le voir entre des mains ignorantes qui, avec les meilleures intentions, peuvent jeter dans l'économie d'un malade les perturbations les plus funestes.

« S'il nous était permis de citer les noms de toutes les personnes qui nous ont fait appeler pour réparer leurs fautes, nous aurions à publier une bien longue liste, où l'on ne verrait pas sans étonnement figurer des hommes fort recommandables par leurs travaux scientifiques, des médecins pleins de savoir, des personnages connus pour leur sagesse et leur prudence habituelles, etc. ».

« L'état de somnambulisme, dit à son tour Deleuze, n'est pas toujours accompagné de clairvoyance parfaite, et cette clairvoyance, lorsqu'elle se manifeste d'une manière la plus surprenante, est souvent relative à un certain ordre d'idées, et variable dans son intensité... Les somnambules, ajoute-t-il, ordonnent souvent des remèdes dont ils ont entendu parler.

« Il est des somnambules qui se retracent avec une facilité surprenante les idées qu'ils ont reçues dans leur enfance, et sur lesquels ces idées exercent plus d'empire que celles qu'ils ont acquises depuis...

« Sur dix somnambules qui, livrés à eux-mêmes, seraient parvenus à cet état (développement extraordinaire des facultés de l'âme), il en est neuf qu'on a poussés dans une fausse direction. Leurs étonnantes facultés leur ont alors fait parcourir mille et mille routes dans le vaste domaine de l'imagination. Tantôt on y a reconnu les illusions les plus bizarres, sans aucun fondement réel, tantôt un mélange de croyances superstitieuses, avec des prévisions très étonnantes; tantôt un langage métaphorique et des images incohérentes.

« Je ne prétends pas, en aucune manière, découvrir les causes des phénomènes dont je viens de rendre compte; chacun peut les expliquer comme il voudra; le plus sage est de ne pas en chercher l'explication. Mais c'est à chacun à tirer de ces faits, par sa propre raison, les conséquences qui lui paraissent les plus probables et les mieux fondées. » (Deleuze.)

Pour mieux nous convaincre des assertions du célèbre Deleuze, M. Charles Burdin, membre de l'Académie de médecine de Paris, las d'entendre les vantarderies des magnétiseurs et somnambules, offrit, dans la séance académique du 5 septembre, une rénumération pécuniaire de trois mille francs en faveur « de tout somnambule qui fournirait la preuve *de fait* qu'on peut lire sans le secours des yeux. »

Ce prix fut accepté par l'Académie le 12 septembre, et les trois mille francs furent déposés chez M. Haylig, notaire à Paris, à la disposition de celui « *qui fournirait la preuve qu'on peut lire sans le secours des yeux.* »

Un des élèves de M. le baron du Potet, M. Pigeaire, fait le voyage de Montpellier à Paris, et propose sa fille *extra lucide,* âgée de onze ans. Mais il ne voulut pas tenter l'épreuve, déclarant que le comité académique avait trop de défiance envers mademoiselle Pigeaire, sa fille; il se plaignait surtout des bandeaux que ces messieurs avaient fait faire exprès. Cependant le docteur Donné, en ayant fait construire deux autres par M. Charrière, M. Pigeaire les accepta à condition de les avoir huit jours à l'essai, et bien qu'il les eût gardés un mois il refusa encore de soumettre sa fille aux expériences.

M. Burdin, voulant encore une fois mettre les magnétiseurs et les somnambules à l'épreuve, s'exprimait ainsi un an plus tard (30 juillet 1839) devant l'Académie.

« J'avais concédé que les objets présentés aux somnambules seraient éclairés ; j'avais concédé aussi que l'exercice du toucher pourrait avoir lieu dans certaines limites; seulement j'avais tenu à quelques restrictions, sur les moyens de mettre obstacle à la *vision*, telle que nous l'entendions dans notre simple et positive physiologie; mais aujourd'hui, que de nouvelles récriminations s'élèvent, qu'on crie cela par dessus les toits, comme une vérité de la force de celle qui sortait de la bouche de Galilée mis au cachot; aujourd'hui, qu'on crie à nos académies, dites inquisitoriales, non pas qu'on a senti la terre tourner, *mais qu'on va lire à travers un bandeau,* j'élargis de nouveau les termes de mon programme, et je dis : *Amenez-nous* une personne magnétisée ou non magnétisée, endormie ou éveillée; que cette personne lise les yeux ouverts et au grand jour, à travers un corps opaque, tel qu'un tissu de coton, de fil ou de soie, placé à six pouces de la figure, qu'elle lise même à travers une simple feuille de papier, et cette personne aura les trois mille francs. »

« Enfin, M. le docteur Teste, autre magnétiseur dont nous avons souvent parlé, ajoute Mabru, se présente aussi comme concurrent, annonçant à l'Académie qu'il avait *deux somnambules* lisant à travers les corps opaques. M. Teste assignait jour et heure fixes (5 septembre 1840, sept heures du soir). Au delà de ce jour, il ne répondait plus, disait-il, de la lucidité de sa somnambule. Il fallait que la commission s'en accommodât. — La commission fut exacte à l'heure et au jour indiqués par M. Teste. — Il s'agissait de lire *sans bandeau* quelques lignes placées dans une boîte en carton. La somnambule, tenant la boîte entre ses mains, annonça qu'elle pourrait lire au bout de dix minutes. Effectivement, elle ne tarda pas à déclarer qu'il y avait *deux lignes* dans la boîte, et elle put même lire les deux mots *nous sommes*. Au bout d'une heure, ayant déclaré qu'elle ne pouvait en lire davantage, la boîte fut retirée de ses mains et ouverte en présence de M. le docteur Teste. Elle contenait un fragment de papier imprimé, sur lequel il n'y avait pas deux lignes, mais les six vers suivants de la *Guerre de Jujurtha*, par M. Leprevots d'Iray, et dans lesquels ne se trouvent justement pas le mot *nous* ni le mot *sommes*. Les voici ; ils font finement allusion à la position des magnétiseurs expérimentant pour la dernière fois devant la commission académique :

« Encore un mot, Romains, tout est mûr pour la gloire,
Ma dernière parole est un cri de victoire;
Nos succès fussent-ils différents ou douteux,
S'arrêter est fatal, reculer est honteux.
Choisissez : Rome libre ou la patrie esclave.
La mort, effroi du lâche, est la palme du brave. »

G. Mabru. (*Les Magnétiseurs jugés par eux-mêmes.*)

Le docteur Durdin attendit en vain pendant près d'une année et personne ne se présenta.

CINQUIÈME CONFÉRENCE

Mesdames, Messieurs,

L'*Union magnétique* du 10 octobre 1857 publia ce qui suit :

« Je porte le défi à mon tour à toutes les académies du monde de mettre un prix à la disposition d'Alexis, ayant pour condition qu'il lira dans un livre sans le secours des yeux.

« *Signé :* MARCILLET.

« 1er octobre 1857.

« Mon sujet, dit-il encore, peut lire à travers les murailles. »

A ce nouveau champion, le docteur Mabru répond :

« Voici nos conditions :

« 1° Le concours ouvrira le 1er mai 1858 ; il durera toute l'année et sera clos au 1er janvier 1859, si personne n'a obtenu le prix.

« 2° L'épreuve aura lieu publiquement par l'intermédiaire d'un journal quelconque, scientifique ou autre. — Tous les journaux, à différentes époques, se sont préoccupés de la question du magnétisme ; il n'en est pas un seul qui ne prête son concours à cette grande expérience, si quelque somnambule véritablement lucide se présente pour repondre à notre proposition, non par des phrases, désormais sans valeur, mais par la production du fait qui est l'objet de ce concours.

« 3° Dès que notre proposition sera acceptée, ne fût-ce que par une seule personne se portant publiquement comme candidat, nous nous engageons à déposer *immédiatement* chez un notaire, et pendant toute la durée du concours, la somme de 3,000 francs, montant du prix proposé, et destiné à qui donnera la preuve *de fait* qu'on peut lire sans le secours des yeux, de la lumière et du toucher, sans fraude et à l'abri de tout compérage.

« 4° Aussitôt qu'un candidat se sera présenté, on s'occupera de former non pas une commission d'examen, ce qui, dans les conditions où nous nous plaçons, devient complètement inutile, mais un simple *conseil de surveillance* qui sera chargé de faire exécuter les clauses et conditions du programme, d'assister comme *témoin* à la fermeture et à l'apposition des scellés sur le coffret, ainsi qu'à son ouverture. Ce conseil de surveillance sera composé de sept membres au moins, lesquels seront choisis parmi les médecins, les hommes de sciences et journalistes. Tous devront signer les procès-verbaux des expériences qui seront faites.

« Expérimentation :

» 5° Les somnambules et les magnétiseurs resteront chez eux, entourés de leurs amis, dans les conditions qu'ils ont indiquées comme étant le plus favorables à l'expérience. Alors les somnambules, dans un état de *perlucidité* absolue, n'auront tout simplement qu'à lire ce qui, par nous, aura été placé dans le coffret, *lequel ne sortira pas de nos mains*, l'expérimentateur ayant le droit d'y faire apposer par le conseil de surveillance autant de scellés et de cadenas qu'il jugera convenable pour en garantir l'inviolabilité par tous les moyens possibles.

« 6° Après la réponse des somnambules, si le prix proposé a été mérité par l'un des candidats, le concours sera clos, et les membres du conseil de surveillance ouvriront le coffret devant les personnes qui désireront assister à cette opération ; mais dans le cas où le prix proposé ne demeurerait acquis à personne, l'ouverture du coffret ne devra se faire qu'à la fin de l'année, après l'expiration du délai fixé au 1er janvier 1859. »

Encore une fois, pas un magnétiseur ni somnambule ne se sont présentés.

« Dans le numéro 33-34 du *Magnétiseur universel*, M. Nolet relève le gant qu'un de nos rédacteurs jetait au monde magnétique, en démontrant l'impuissance du somnambulisme à être utile.

» Nous ne demanderons pas à nos lecteurs : Connaissez-vous M. Nolet ? Il leur serait difficile de connaître tout le monde ; il n'y a donc rien d'étonnant que M. Nolet et les trois abonnés de son journal ne connaissent pas M. Vinches, mais il n'est pas nécessaire de connaître un homme pour le juger; il suffit de savoir quelle est la cause dont il se fait le champion, et quoi qu'en dise M. Nolet, le somnambulisme, tel qu'il est pratiqué de nos jours, constitue une industrie trop véreuse pour qu'on puisse attacher honorablement son nom à sa défense; or, au point de vue de la dignité et de la valeur, M. Vinches vaut bien M. Nolet, toute comparaison gardée.

» Nous ajouterons en outre que, loin de faire le procès du somnambulisme en prenant les *bouges* pour base de nos critiques, nous nous adressons à tout ce qui porte le nom de dormeur, qu'il ait le tréteau pour piédestal ou qu'il ait le boudoir de M. Fauvelle, le plus célèbre des *endormeurs*, nous ne voyons qu'une différence de mise en scène; simple question de mobilier.

« Aux prétentions de M. Nolet, qui dit : « Il est indis-
» cutable que le magnétisme, dans la phase somnam-
» bulique, est le moyen le plus puissant d'investigation,
» et le jour où la routine, le mauvais vouloir disparaî-
» tront, le jour où le somnambulisme, étudié, accepté,
» entrera dans la balance de la justice, ce jour-là, les
» crimes disparaîtront de la terre, etc. » A ces prétentions, disons-nous, nous opposerons le défi suivant :

« Nous tenons à la disposition des somnambules de
» profession, résidant à Paris et y exerçant, la valeur
» de trois mille cinq cents francs divisés ainsi :

« *Premier prix.* — A tout somnambule qui lira sans le secours des yeux (terme consacré), un mandat de la somme de deux mille francs, payable à vue dans les vingt-quatre heures, sera immédiatement délivré par nous.

» *Deuxième prix.* — Tout somnambule qui retrouvera la moitié d'un objet caché, et dont l'autre moitié lui sera remise pour le *rapport*, recevra, séance tenante, une garniture de cheminée en bronze du prix de mille francs.

« *Troisième prix.* — Tout somnambule qui décrira un bijou dans sa forme, sa nature, ce qu'il représente, ainsi que les quatre pièces de monnaie qui l'accompagnent, recevra ledit bijou, d'une valeur réelle de cinq cents francs,

« Lors du prix Burdin, en 1839, des somnambules ont donné le mauvais prétexte qu'ils n'avaient pu gagner ce prix, en raison des obstacles qu'on mettait à leurs consultations; aujourd'hui, voulant éviter de semblables faux fuyants, nous dirons que les somnambules auront chez nous leurs coudées franches: après avoir donné leurs noms, leur adresse, nous mettrons une pièce à leur disposition, cela tout le temps qu'ils ou qu'elles voudront, et pourront se faire endormir en dehors de toute influence et de toute gêne. »

Docteur J. Gérard, magnétiseur guérisseur. (*La Revue magnétique*, 1869.)

« Plusieurs magnétiseurs enthousiastes ont une foi aveugle à leurs somnambules; ils les croient infaillibles, et dans le jugement qu'ils portent de leur propre maladie, et dans celui qu'ils portent de la maladie des autres; si les remèdes ordonnés par eux ne réussissent pas, ils supposent que c'est parce qu'on n'a pas suivi les prescriptions avec assez d'exactitude; si les remèdes ont fait mal, ils regardent ce mal comme une crise nécessaire.

» Les somnambules de profession sont rarement isolés; ce qui fait présumer qu'ils ne sont pas parvenus à l'état de concentration qui précède ordinairement la clairvoyance parfaite. Comme ils voient plusieurs malades dans la journée, les impressions qu'ils reçoivent changent à tout moment de nature. Il est difficile qu'ils s'édifient alternativement avec chacun de ceux pour lesquels on les consulte.

« Ce n'est pas seulement sur le traitement des maladies, c'est encore sur des objets non moins importants, que les somnambules peuvent entraîner dans l'erreur ceux qui les consultent avec trop de confiance. J'ai vu des personnes que la vue des phénomènes somnambuliques avaient conduits aux opinions les plus extravagantes.

« Les somnambules qui reçoivent successivement plusieurs malades, chacun à l'heure qui lui est indiquée, se croient obligés de répondre aux questions qu'on leur fait, pourvu qu'ils n'éprouvent pas trop de fatigue, ils ne songent guère à s'examiner eux-mêmes pour s'assurer de leur lucidité..... Comme ils désirent vous faire partager l'opinion qu'ils ont de leur lucidité, ils mettent de l'adresse dans leur manière de s'exprimer; s'ils s'aperçoivent qu'ils n'ont pas rencontré juste, ils prennent des détours pour rectifier leur jugement et pour vous persuader que vous ne les avez pas bien compris. Lorsqu'ils ne découvrent pas la maladie essentielle, ils devinent presque toujours quelques-uns des symptômes, et, si vous en paraissez surpris, ils profitent de ces aperçus pour se diriger et augmenter votre confiance. Si les remèdes qu'ils ont ordonnés ne produisent pas l'effet qu'ils en avaient attendu, ils ne croient pas pour cela s'être trompés, ils trouvent des prétextes pour excuser leur erreur, et des raisons plausibles pour modifier le traitement,

« Une condition essentielle au succès de tout traitement, c'est que le magnétiseur soit en bonne santé. Les douleurs de rhumatisme, les affections nerveuses, et surtout les maladies organiques, se communiquent du magnétiseur au magnétisé avec d'autant plus de facilité que le rapport est mieux établi. Dans l'état de maladie, le fluide vital peut être vicié, ou du moins son émission peut entraîner des principes morbifiques. Dans le rapport magnétique, il s'établit une sympathie entre les organes semblables des deux individus; d'où il suit qu'une personne qui a la poitrine délicate ne peut, sans danger, magnétiser quelqu'un qui a une affection de poitrine.

« Le magnétiseur qui jouit d'une bonne santé éprouve quelquefois, sympathiquement, les douleurs du malade qu'il magnétise. (Deleuze.)

« Mille, rédacteur en chef de l'*Union magnétique*, rapporte, dans le numéro du 10 septembre 1856, le fait suivant qui lui est arrivé :

« Un jour, dit-il, à la suite d'une contrariété, je me trouvai gravement malade, j'avais une très grande irritation de poitrine; je parlais et je respirais difficilement;

je pus, cependant, avec beaucoup de peine, endormir mon somnambule qui me tira d'affaire en très peu de temps ; mais mon peu de force ne me permit point de le dégager, tout ce que je pus faire fut de le réveiller. Ce pauvre garçon a gardé une irritation de poitrine pendant trois jours. »

Voilà qui est agréable pour le sujet !

M. Gentil (*Manuel du Magn.*, p, 223 : 224) affirme que : « bien des gens se rendent à des séances publiques de magnétisme pour juger *de visu* de la réalité des phénomènes du somnambulisme.

« Tout en sachant, ajoute-il, combien ces séances sont précieuses pour la propagation et les progrès du magnétisme, je suis forcé de reconnaître qu'il est impossible qu'en de telles séances un somnambule, quelque lucide qu'il soit, se montre dans le *summum* de sa lucidité.

» Pour un homme sérieux et désireux d'étudier le somnambulisme, une séance publique ne doit être considérée que comme un préliminaire. »

Monginel dit à son tour (*Merveilles de l'Esprit humain*, p. 23) que : « Pour arriver sûrement à la vérité, il ne faut pas se borner à voir des séances publiques. »

M. Aubin Gauthier, rédacteur de *la Revue magnétique*, affirme que M. de Puységur appelle les expériences publiques des moyens de profanation ; Jussieu, des moyens magiques magnétiques ; Roullier, des tours de force.

M. le docteur Beaux (*Influence de la Magnétisation*, p. 138) dit : « La femme la plus pure, la plus sage, dans l'état de veille, ne sait pas les idées qui lui viendront en somnambulisme. »

» Il faut très peu de temps pour qu'il s'établisse, entre elle et son magnétiseur, une intimité aussi grande que s'ils vivaient ensemble depuis longtemps, et il est rare que ce dernier ne puisse dire de sa somnambule : « Voilà l'os de mes os et la chair de ma chair. »

» Entièrement soumise aux lois de la nature, elle tient peu compte des conventions morales, et si elle éprouve des désirs, elle ne sait pas les cacher. En vain sera-t-elle d'une froideur extrême, en vain aura-t-elle un magnétiseur incapable d'abuser de sa situation, il suffira que celui-ci éprouve involontairement le même désir pour que, si elle s'en aperçoit, elle se mette à l'unisson. Alors on voit dans tout son jour le combat qui s'élève entre son devoir et ses passions ; et, il faut l'avouer, ce n'est guère le devoir qui l'emporte, Aussi, quand je vois tant d'imprudents conduire leurs femmes et leurs filles à ces sociétés de magnétisme où l'on fait des expériences grotesques, les livrer au premier venu, lui laisser prendre, sur des personnes qui leur sont chères, un pouvoir aussi redoutable que celui du magnétiseur sur sa somnambule, je ne puis m'empêcher de dire en moi-même : Insensés que vous êtes ! si l'avenir vous était dévoilé, il y en a plus d'un parmi vous qui aimerait mieux les traîner, la corde au cou, à la rivière. »

« Il y a deux ans, ajoute ce magnétiseur, qu'à une séance magnétique, j'ai été témoin de ce qui suit :

» Les nombreux spectateurs étaient occupés à regarder plusieurs personnes magnétisées en même temps, lorsque des cris se firent entendre dans un endroit de la salle. Le président en demanda la cause, et on lui dit qu'une dame se plaignait d'être actionnée magnétiquement par une personne qu'elle ne connaissait pas, et qui se trouvait derrière elle. Le président invita cette personne à rester tranquille; mais, au bout de cinq minutes, les cris recommencèrent. Le président, irrité se leva et dit : « Monsieur, je vous préviens que si vous continuez d'agir ainsi, je vous ferai sortir de la salle. »

» — Mais je ne magnétise point madame.

» — Je vous dis que vous la magnétisez : d'ailleurs, je suis somnambule et, de ma place je sens que vous agissez sur elle.

» Alors des cris de colère partent de tous côtés; on monte sur les banquettes, on se bouscule; les femmes, effrayées, se sauvent par toutes les issues, et la séance étant levée forcément, je sortis sans attendre la fin de la dispute. »

Le célèbre Cahagnet donne ainsi le récit d'un voyage somnambulique dans la lune, accompli par son sujet lucide, Adèle Maginot, sous la conduite de l'Esprit d'Emmanuel Swedenborg.

« J'ai de suite appelé l'Esprit, dit Cahagnet, et l'ai prié de si bonne grâce de conduire ma lucide dans la lune, afin qu'elle y prenne des impressions de voyage plus complètes, s'il est possible, que les quelques détails qu'il a eu l'obligeance de me donner dans la séance précédente, que le bon Esprit s'est chargé de cette compagne de voyage et allait partir avec elle, lorsque je me suis ravisé en lui demandant s'il la garderait longtemps, vu que j'ai lu dans ses « Voyages dans les astres » qu'il avait été jusqu'à dix heures en route pour arriver à certaine astrale. Swedenborg m'a rassuré en me disant qu'il ne connaissait pas alors ce qu'il connaît aujourd'hui; il voyageait à l'aise, comme le ferait un aréonaute, mais à présent, il n'avait qu'à désirer être dans le lieu qu'il veut visiter pour y être instantanément.

Alors, sur cette promesse de ne pas rester longtemps dans ce voyage, je lui confiai ma lucide.

« Oh ! que de montagnes !... que de montagnes mon Dieu ! — s'écria tout à coup Adèle Maginot, il n'y a donc que cela ? Je n'y vois pas de boutiques : chacun possède quelque chose et suffit à ses besoins... Je ne vois que des marchands ambulants qui vendent des pommes de terre. » (Arcanes dévoilés.)

Le docteur Beaux, célèbre magnétiseur, raconte ainsi une de ses expériences : « Un soir, dit-il, en état de somnambulisme, Zizine me dit : « Monsieur, défendez-moi de manger du papier, chaque fois que j'en vois un morceau, je m'en empare, et l'envie que j'ai de le manger est si grande que je l'avale souvent sans me donner la peine de regarder ce que c'est.

» — Ah ! est ce que tu fais cela partout où tu te trouves ? Alors, tu n'es pas dégoûtée, et prenant un ton grave :

« Mademoiselle, je vous ordonne de ne plus manger de papier.

» Zizine, — merci monsieur.

» Huit jours après elle me dit : Vous ne savez pas, hier, mon envie de manger du papier est revenue ; j'en ai mis un morceau dans ma poche, et je crois même que j'en ai mangé un peu.

» Je renouvelai ma défense, et depuis ce temps-là, l'envie ne lui en est pas revenue.

« Un soir que Zizine se trouvait chez ses parents avec sa sœur aînée Maria et une voisine plus âgée, il lui prit une grande envie de dormir; quoiqu'elle cherchât à résister à ce sommeil, elle avait peine à y parvenir, et elle disait à sa sœur : « C'est étonnant comme j'ai envie de dormir ! il faut que mon magnétiseur pense à moi, il veut sans doute m'endormir à distance. » Celle-ci profite de l'occasion et dit à Zizine : « Veux-tu que je t'endorme ? Je vais faire comme M. Beaux. » Après quelques passes, Zizine entra en somnambulisme. A son tour, Maria eut envie de dormir, et Zizine, en la magnétisant, la mit dans le même état où elle se trouvait. Alors, mademoiselle A*** aînée, qui n'avait magnétisé sa sœur que par curiosité, commença à l'interroger et lui demanda : « Mon amant m'aime-t-il ? me marierai-je avec lui ? Serai-je heureuse en ménage ? Et toi, aimes-tu quelqu'un ? est-ce ton magnétiseur ? le sait-il ? Pourquoi es-tu rentrée hier soir une heure plus tard que de coutume ? Où as-tu été ?... » Zizine répondit aux premières questions; mais lorsqu'elle vit que sa sœur devenait trop curieuse, elle lui dit : « Ah ! c'est donc pour cela que tu m'as mise en somnambulisme ? Quand je serai réveillée, ne t'avise pas de me rapporter ce que je viens de t'avouer, parce que tu verrais ce qui t'arriverait... Ah ! que je suis agitée ! que j'aurais besoin de mon magnétiseur pour me calmer !... Il n'est pas chez lui... Je le trouverais bien si je le voulais... Tiens, il est au Palais-Royal; j'ai envie d'aller le trouver. » — Mademoiselle A*** : « Je te le défends; je veux que tu restes ici. » Aussitôt Maria se lève brusquement pour se jeter sur mademoiselle A***. Zizine la retient, l'entraîne au milieu de la chambre, et les voilà faisant des gambades, poussant des cris discordants, courant l'une après l'autre, en sautant sur les chaises, sur le lit, sur la commode. En vain mademoiselle A*** disait à sa sœur : « Réveille-toi sur-le-champ ; je t'ordonne de te réveiller. » Celle-c répondait en ricanant : « Ah ! voilà qu'elle fait comme mon magnétiseur, quand il veut me réveiller ; mais toi, je ne t'écoute pas, c'est comme si tu chantais. »

(Le docteur Beaux, de l'*Influence de la magnétisation*, p. 52 et 67).

Nous empruntons à l'*Union magnétique* des 25 mai et 10 août 1856, ce qui suit :

« — Ah ça ! monsieur Dubreuil, vous allez sans doute voir l'exposition de Londres ?

» — Oui. — Quand partez-vous ? — Je ne pars pas. Je verrai tout sans quitter Paris...

« Dubreuil s'était initié dans la science de Mesmer et de Puységur, Dubreuil était devenu magnétiste et avait transformé en somnambule la fille de sa portière. Il lui donna le nom de *Nini la Voyante*. — Or, Dubreuil avait remarqué que dans les sociétés mesmériennes et dans les séances du magnétisme, il se perdait énormement de fluide. Pour un homme qui fait collection de tout, cette remarque fut un trait de lumière.

» Il ordonna aux plus habiles ouvriers de Paris de lui

fabriquer *une pompe nerveuse aspirante*, et il obtint cette machine à prix d'or.

» Moyennant un ingénieux mécanisme, la pompe aspirait tout le fluide magnétique dont l'air ambiant se trouvait saturé, et le conduisait dans un réservoir spécial. Une fois bien remplie, la petite machine revenait chez Dubreuil, qui en humait le contenu à l'aide d'un tube en or. Cette provision de force nerveuse venait s'ajouter au fluide secrété par le cerveau de Dubreuil, et le sommeil de *Nini la voyante* acquérait par là un degré de lucidité phénoménale.

» Quand *Nini* était endormie, son âme franchissait la distance : Nini voyait Londres, Saint-Paul, les docks, la Tamise, le Strand, Regent-Street, Hyde-Parck et le Palais de cristal.

» Merveilleuse puissance du fluide accumulé dans un réservoir ! telle était la force de cette essence de magnétisme concentrée, qu'elle réagissait sur le magnétiseur : Dubreuil s'endormait à côté de Nini, alors c'était un duo de somnambulisme à ravir la pensée. Et c'est ainsi que Dubreuil put assister à la *Great exhibition* sans se déranger.

» Arago raconte (*Biog. Bailly*, 1853) que des magnétiseurs avaient affirmé qu'à tel jour fixé ils magnétiseraient la lune, et que tous les astronomes qui oseraient l'observer à ce moment tomberaient en syncope.

» A Saint-Quentin, le docteur Picard mesmerisait des fleurs, des arbres, des fruits, obtenait des roses colossales et des pêches monstres. On parlait surtout d'un abricot qui, après huit jours de magnétisation, acquérait un embonpoint sans précédent; on se mettait douze à le manger sans en venir à bout. »

(L'*Union magnétique*, 25 mai 1856).

Dans une lettre adressée à l'Académie royale de médecine le 10 juillet 1837, voici que qu'écrit M. Pétriconi :

« La lune alors brillait au-dessus de nos têtes. — Monsieur, regardez la lune, qu'y voyez vous? — Des habitations assez mesquines. — Y voyez-vous des hommes? — Oui, les uns sur des arbres cueillant des fruits, les autres dessous, occupés à les ramasser. — Quelle est leur physionomie? — Laide, en forme de museau; tous ont un bâton à la main, etc. »

M. V. Hennequin, raconte (Religion, p. 607) : « M. Jobard, conservateur du Musée industriel de Bruxelles, homme de talent le plus original, a su du *grand Napoléon* que Dieu donnait à chaque planète un esprit recteur et que j'avais (Hennequin) été visité par l'esprit recteur de la terre. »

« Devant tant de choses merveilleuses, dit M. de Mirville (Manifestations fluidiques, p. 294) nous nous étonnerons beaucoup moins lorsque nous verrons les magnétiseurs insinuer, comme Ricard l'a fait, par exemple, non pas qu'ils sont capables de faire la pluie et le beau temps, — *il ne veut pas* aller jusque-là, — mais qu'il peut, et mieux est, qu'il a pu, sur la place du Pérou à Montpellier, et en présence de témoins, *influencer* le beau temps et la pluie en faisant, par le temps le plus sec et le plus pur, pleuvoir sur la feuille de papier que sa main déployait. »

« Vous permettez ensuite, messieurs, ajoute M. de Mirville (id., id., id., p. 297) qu'on vous signale la puissance de Montuis, ce peintre original qui, à l'aide de son magnétisme, mit plus d'une fois en déroute les tribunaux et les corps savants de la Belgique, tournant la tête des présidents d'académie, des professeurs de physique, des inspecteurs de l'université, des journalistes, etc... soit en les rendant somnambules au premier roulement de son tambour, soit en leur faisant apparaître, dans la cuvette d'or de sa montre, tous les êtres vivants ou morts qu'ils désiraient évoquer ou revoir... »

« Par l'irrésistible puissance de son regard, M. Alexandre Dumas plongea un jour dans l'état somnambulique une jeune fille de onze ans. Cette enfant, qui se nommait Marie, se mit à prédire la restauration de Henri V dans les circonstances suivantes : La comtesse de Chambord mourra d'une maladie de poitrine, et le prince veuf se remariera avec la fille d'un menuisier établi à Paris, faubourg Saint-Martin, 42. *Léontine* (c'est le nom de la future madame Henri V), mettra au monde un prince qui deviendra roi de France, et régnera sous le nom de *Léon*. Quant à Henri V, il mourra d'une pleurésie pour avoir bu de l'eau fraîche dans la forêt de Saint-Germain, nonobstant les avertissements reitérés d'Alexandre Dumas fils. » (*Union magnétique* du 25 avril 1857.)

Nous lisons à la page 266 de la Revue Magnétique publiéé en 1866 par l'ex-cent gardes Gérard, célèbre magnétiseur, qui depuis se fit recevoir docteur en médecine, ce qui suit :

« Nous voudrions, s'écrie ce judicieux critique, avoir le style de Juvénal, pour marquer d'un fer chaud les turpitudes qui se font au nom du magnétisme : essayons cependant de mettre le doigt sur les plaies à défaut du fer, et pour aujourd'hui traitons la question : Du sujet magnétique.

« Le sujet magnétique est un des types les plus bizarres ; il n'est ni homme ni femme (les pitres n'ont pas de sexe), il est la cire molle qu'on pétrit à sa guise ; il est, chose honteuse à dire, le plastron des quolibets du public et la pelote à épingles du magnétiseur.

Ces sujets se recrutent dans les soirées, et se font une spécialité de clown, les uns par tempérament, les autres par spéculation. En général, ces malheureux sont jeunes, les vieux sont l'exception, mais ils sont très recherchés : Ça fait mieux ; comme nous l'avons dit, le sexe disparaît pour faire place à la chose.

Ces pauvres diables ont leur patron attitré, cependant ils se prêtent, se louent ou se *volent* ; les rafraîchissements sont à part, les brûlures aussi, car chaque cloque se paie cinquante centimes, les piqûres faites, partout ailleurs que sous l'ongle, sont comprises dans le programme : sous l'ongle, piqûre vaut brûlure.

Voici à peu près l'ordre de la *comédie* jouée devant le public : A huit heures, les portes sont ouvertes, les habitués viennent prendre les places d'honneur, les *raccolés* viennent ensuite : lorsque la salle est au complet, le magnétiseur fait son entrée triomphale aux acclamations de quelques amis. Après un regard circulaire qu'il cherche à rendre féroce, le magnétiseur se *recueille* et dirige son action sur le sujet; c'est ici où son rôle commence. Attention ! il cligne des yeux, éprouve quelques soubresauts, respire bruyamnent, se raidit et reste immobile. On passe ensuite à des exercices plus intéressants : on met un bras en catalepsie, on y pend une chaise, on appuie sur le poignet, le bras reste raide et horizontal, ou souffle dessus, le bras retombe inerte : on passe à l'autre bras, puis aux jambes, et enfin à la catalepsie générale. C'est ici qu'on *picote* à droite, à gauche.

« On *décataleptise* le sujet et on l'attire de diverses manières, tantôt en avant, tantôt en arrière et sur les côtés; on le fait mettre à genoux, on le relève, on le met dos à dos avec l'opérateur et on le fait reculer; c'est ici que les applaudissements commencent, on se croirait à Guignol.

« Le magnétiseur lui *cloue* les pieds au sol et l'attire par derrière, il tombe sans broncher, l'opérateur le reçoit dans ses bras ; il est ensuite placé sur deux chaises pour faire la planche, la tète sur l'une et les pieds sur l'autre, le magnétiseur lui monte sur le ventre et prouve... qu'il a les reins solides.

« On lui *insensibilise* les fonctions de l'odorat, on lui fait respirer de l'ammoniaque concentrée... dans l'eau le plus souvent; on lui brûle quelques paquets d'allumettes sous le nez, le priant de respirer fortement, ce dont il se garde bien dans plusieurs cas, et il a grandement raison. On lui dégage le nez, on lui passe une allumette non allumée et il saute en l'air, tellement ce goût lui répugne; si la première fois qu'il fait cette expérience il ne saute pas, on la lui fait recommencer. On ne peut pas être plus caniche.

« Voilà pour la partie dite : psychologique, pour la deuxième série d'opérations

« Si le sujet est de la maison et qu'il cumule les emplois de pitre avec celui de somnambule, il donne des consultations... aux amis, qui seront toujours *émerveillés ;* il est presque toujours trop tard pour les autres : *on se doit à sa soirée.*

« Les consultations terminées, on passe à la transmission de pensée, puis à *l'extase!* Il n'y a pas de bonne soirée sans extase, c'est là où le public *s'extasie.*

« La soirée tirant à sa fin, le pitre est dégagé ; il sue sang et eau, mais il est content; il est bien un peu endolori, mais il jure ses grands dieux qu'il se porte à merveille.

« Et dire que ces mascarades se jouent depuis 1788 sans variations, et sans autre résultat que de dégoûter l'homme le plus disposé à croire au magnétisme. Cela ne sert pas de leçon à nos modernes magnétiseurs, et ils se plaignent que les affaires ne vont pas !

« Ce qui nous étonne le plus, c'est qu'on trouve de ces malheureux qui, sans respect pour eux-mêmes, se laissent torturer ainsi pour la plus grande gloire du magnétisme et leurs quarante sous. »

» Un somnambule, dit Desbarolles, le célèbre chiromancien, peut, dans un moment de sensibilité nerveuse, faire des révélations; mais il est impossible, si le somnambulisme devient un métier, que ces révélations soient toutes lucides; parce que, nécessairement, la fatigue arrive et que les forces de réussite s'émoussent et disparaissent si l'on en use à l'excès. Il en est de même de la bonne aventure, dite avec les cartes qui ne sont qu'un moyen pour arriver à se mettre dans une espèce de somnambulisme; les tireuses de cartes peuvent faire des révélations comme des somnambules; mais elles varieront évidemment si l'on consulte plusieurs d'entre elles, l'une après l'autre, pour juger de la vérité de leurs prédictions par la comparaison. Il est assuré, je le répète encore, que des femmes douées d'une faculté de seconde vue, qui est presque toujours encore la conséquence d'une maladie organique, surexcitant le système nerveux, peuvent faire d'étranges révélations; cela est incontestable, et nous sommes entourés d'incompréhensibles mystères; mais il faut pourtant le dire, la plus grande force de divination vient du consultant lui-même. J'ai remarqué que quelques-unes des personnes qui venaient me raconter les prédictions étonnantes de telle ou telle célébrité cartomancienne, dans le besoin de crédulité qui les dévorait, et peut-être pour régler par avance leur destinée qu'elles mendient, me racontaient en causant, et sans s'en apercevoir, tous les événements importants de leur vie; elles me mettaient dans la plus complète connaissance de leur intérieur, au point que j'étais à chaque instant obligé de les interrompre pour les prier de me laisser deviner un peu. Il n'est pas étonnant que les devins, qui ne cherchent nullement à interrompre leurs confidences, puissent leur redire tout ce qu'elles ont raconté, et les jettent ainsi dans l'admiration la plus grande de leur talent de prescience.

» Je voulus un jour en acquérir la preuve et savoir,

bien que je fusse sûr du peu de conscience qu'elles ont de leurs indiscrétions, si ces personnes naïves remarqueraient que je ne ferais que répéter dans ma consultation ce qu'elles m'auraient raconté.

« Une jeune dame un peu exaltée vint me conter un jour des choses impossibles d'un tireur de cartes en renom. Je la laissai dire, et tout en causant, je l'amenai à me révéler l'histoire de sa vie avec les dates précises; quand j'en eus assez appris, je lui répétai, sans même regarder sa main, tout ce qu'elle venait de me dire. — C'est incroyable, me dit-elle; il est impossible de pousser plus loin l'art de la divination. — Je savais ce qu'il me fallait penser des éloges donnés au cartomancien, et j'étais parfaitement apte à juger de l'étendue de sa science. — Ne parlez que de ma mémoire, répondis-je, puisque je n'ai fait que vous redire tout ce que vous venez de me raconter. »

« Les somnambules ne répondent que lorsqu'il est matériellement impossible de vérifier la fausseté de leurs oracles. Elles vous donnent des nouvelles d'un parent disparu et autres choses semblables. Sur la plupart des sujets de consultation, vous n'aurez que des choses ambiguës, indécises, pleines de réticences. Les événements se subordonnent de telle sorte que tout doit arriver conditionnellement, — Pour devenir une *bonne* somnambule, il faut étudier pendant un certain temps : Devinez quoi ?... la manière de tromper son monde.

« Consultation somnambulique pour le traitement d'un anthrax : Essence de suie, eau de vaisselle, feuille de laurier, clou de girofle. Faites bouillir. Bois de réglisse mâché, pain d'épice, id.

« Faire un cataplasme dans une feuille de chou et appliquer sur la partie malade.

LUCIEN VINCHES.

« En se renfermant dans des détails généraux, il est facile, même de bonne foi, de tromper les autres en se trompant soi-même.

« On est, en effet, naturellement porté à recevoir avec confiance les remèdes conseillés par un somnambule qui vient de donner les renseignements les plus exacts sur une maladie... Bien heureux quand la pharmacie est inoffensive par sa composition.

« Le somnambulisme est l'antagonisme de la science mesmérienne. C'est une vérité que j'osai avancer dans les premiers numéros de *la Revue magnétique*, vérité qui souleva alors contre moi plus d'une critique.

« Voici deux crimes épouvantables, atroces, révoltants, deux drames sanglants, à enregistrer dans les annales judiciaires, qui viennent d'amener la question du magnétisme sur le tapis.

« A Bouloire, la somnambule est un type repoussant. A Paris, la somnambule de M. Fauvelle-Legallois, consultée par Victor Cochinat, au sujet du père Kinck, que l'on suppose assassiné, ne répond *absolument rien*, car ses réponses ne sont que les déductions tirées des faits connus, que les journaux ont donnés depuis plusieurs jours.

« Je crois donc, avec Deleuze, avec les médecins

magnétistes d'Allemagne et bien d'autres, s'écrie le baron du Potet, que les ressources offertes par le somnambulisme aux malades consultants sont très restreintes, et qu'elles sont inférieures à celles que le magnétisme, agent dynamique, renferme par suite de sa nature et son mode d'action.

« Les plus belles cures que j'ai faites en ma vie, ajoute cet éminent praticien, ont eu lieu chez des personnes qui n'étaient point somnambules.

« Il faut apprendre à se passer de cette lumière somnambulique.

« Comment vous garantirez-vous des erreurs qui pourraient être commises? Comment oserez-vous prendre la responsabilité des remèdes ordonnés ? J'ai vu des erreurs graves commises par des somnambules... L'influence de l'esprit mercantile de notre époque a eu aussi une large part dans la direction qu'a prise le somnambulisme... Il n'est pas un journal, en effet, qui chaque jour n'annonce quelque nouveau ou nouvelle somnambule lucide, extra-lucide, ayant facultés médicales et prophétiques.

» Comment donc alors ces nombreuses sybilles et ces nouveaux oracles sont-ils toujours prêts à répondre aux désirs d'un consultant?

(Docteur Gérard, *Revue magnétique*.)

« Trompé moi-même par vos enseignements, s'écrie le baron du Potet en s'adressant à Mesmer, Puységur et autres, j'ai suivi la route que vous avez tracée; mais reconnaissant enfin mon erreur et la vôtre, je suis revenu sur mes pas; et c'est dans le cœur des hommes qui vivent éloignés des coteries savantes, que j'ai déposé les germes de la nouvelle vérité.

« Ce fut la nature qui m'instruisit, en produisant *sous mes yeux, sans que je le cherchasse d'abord, des faits indubitables de sorcellerie et de magie.* Que si, dès les premières magnétisations, je ne l'ai pas reconnu, c'est que j'avais un bandeau sur les yeux.

« Si j'entrais dans de plus grands détails, on comprendrait qu'il pourrait bien exister *autour de nous, comme en nous-même*, un être mystérieux, ayant puissance et forme, *entrant et sortant à volonté*, malgré les portes bien fermées.

« J'ai ressenti les atteintes de la redoutable puissance, un jour, entouré d'un grand nombre de personnes. Cette force évoquée, un autre dirait ce démon, agita tout mon être...; et mon corps entraîné par un tourbillon, était, malgré ma volonté, contraint d'obéir et de fléchir. Le lien était fait, le pacte consommé; une puissance occulte venait me prêter son concours, s'était soudée avec la force qui m'était propre, et me permettait de voir la lumière.

« C'est dans ce nouveau milieu que l'âme trouve l'ennemi, mais aussi les affinités nouvelles qui donnent la puissance! Tout ce qui se fait ainsi a un caractère surnaturel et l'est véritablement.

« Lorsque je trace, avec de la craie ou du charbon, cette figure X, un feu, une lumière s'y trouve d'abord fixé. Il vient de moi-même, ce feu ; il s'est écoulé rapiment en s'amalgamant à la substance que mes doigts promènent ; il est d'abord inactif, mais bientôt il attire à lui l'être qui s'en approche ; il le détient, le fascine, l'endort. C'est inutilement qu'il essaye de franchir ce cercle ; une puissance magique lui ordonne de rester, et la volonté de l'être, comme ses organes, se pliant à la force, il succombe en poussant des sanglots ! Les effets qui se produisent me sont alors étrangers. La cause n'est plus en moi.

« Fondée sur l'existence d'un monde mixte en dehors de nous, avec lequel nous pouvons entrer en communication par l'emploi de certains procédés et de certaines pratiques « qu'un élément inconnu dans sa nature secoue l'homme et le torde, comme l'ouragan le plus terrible fait du roseau ; qu'il le lance au loin, le frappe en mille endroits sans qu'il lui soit permis d'apercevoir son nouvel ennemi et de parer ses coups ; que cet élément ait des favoris et semble pourtant obéir à la pensée, à une voix humaine, à des signes tracés, voilà ce que l'on ne peut concevoir, voilà ce que la raison repousse, voilà ce que j'ai vu ; et, je le dis résolument, ce qui est pour moi une vérité à jamais démontrée. » (Baron du Potet, *Magie dévoilée*.)

SIXIÈME CONFÉRENCE

Mesdames, Messieurs,

Par tout ce qui précède, nous pouvons voir que toutes ces pratiques magnétiques, somnambuliques, hypnotiques, ne sont que le fait d'un charlatanisme avide, n'ayant d'autre but que d'obtenir de l'argent par des manœuvres bizarres et grotesques, manœuvres qui peuvent devenir très dangereuses pour celui qui s'y soumet, et si nous voulons nous en convaincre, écoutons les résultats d'hypnotisme pratiqué par M. Harding, professeur à l'Université d'Utrecht, rapportés à l'Académie des sciences par Milne Edwards (séance du 13 février 1882).

« Il y a quelques années, dit M. Harding, je fis un grand nombre d'expériences sur des animaux, des poules, des pigeons, des lapins, des grenouilles. Or, si l'hypnotisation (ou magnétisme animal) était plusieurs fois répétée sur le même individu, son système nerveux s'en trouvait fortement ébranlé. J'avais six poules qui, à l'intervalle de deux jours, furent soumises à l'hypnotisation; après trois ou quatre semaines environ, une poule commençait à boiter; bientôt une hémiplégie se déclara, et l'animal mourut.

« Il en fut de même des cinq autres poules : toutes furent atteintes d'hémiplégie les unes après les autres, bien qu'après des espaces de temps différents : en trois mois, toutes les poules étaient mortes. Cette expérience doit nous rendre très circonspects lorsqu'il s'agit d'appliquer l'hypnotisme à l'espèce humaine. »

M. Beaunis, professeur de physiologie à la Faculté de médecine de Nancy, rapporte en ces termes une expérience de vésication par suggestion hypnotique, pratiquée par M. Focachon, pharmacien :

« Un jour qu'Élisa (le sujet), éprouvait une douleur au dessous de l'aîne gauche, il lui suggéra, après l'avoir endormie, qu'il se formerait une ampoule vésicatoire au point douloureux; le lendemain, quoiqu'il n'eût rien appliqué, il y avait, au point désigné, une bulle de sérosité.

» Peu après, il employa le même procédé de la suggestion pour lui enlever une douleur névralgique dans la région claviculaire droite; mais cette fois, au lieu d'une vésification, il produisit des brûlures en tout semblables à des pointes de feu bien formées et laissant des escarres réelles. »

M. Focachon informa de ces faits le docteur Liébeault, et l'on prit jour pour recommencer ces expériences à Nancy devant quelques témoins.

« C'est le 12 décembre 1884 que M. Focachon amena

Élisa chez le docteur Liébeault. M. le docteur Bernheim indiqua lui-même, comme devant devenir le siège de la vésification, une partie du corps qui, située entre les deux épaules, ne pouvait être atteinte avec les mains par le sujet mis en expérience. Malheureusement la suggestion fut faite un peu tardivement, M. Bernheim ayant été retenu toute la matinée pour son service d'hôpital, et l'effet produit par la suggestion ne put être constaté le jour même par les expérimentateurs de Nancy.

» MM. Focachon et Liébault surveillèrent la dormeuse jusqu'à cinq heures et demie du soir, sans la quitter des yeux. Pendant la journée et demie, on procéda à la vérification des effets attendus, en présence de MM. Bernheim, Liégeois et Dumont, chefs des travaux physiques à la Faculté de médecine. On constata une rougeur circonscrite dans les limites tracées à l'avance, et, en quelques endroits, des points de couleur plus foncée, présentant une certaine saillie. Le sujet se plaignait d'une sensation de brûlure et de démangeaison qui la portait à se frotter le dos contre les meubles, si on ne l'en avait pas empêché.

» Cette expérience fut interrompue par la nécessité où se trouvait M. Focachon, de retourner à Charmes. Elle ne fut pas jugée suffisamment concluante, et il fut convenu que l'on essaierait de la renouveler dans des conditions meilleures.

» Cependant, le lendemain, M. Focachon envoyait à M. Liébault d'abord un télégramme, puis une lettre renfermant un certificat de M. le docteur Chevreuse, de

Charmes. Ce praticien avait constaté l'existence chez Élisa d'un érythème vésiculeux. »

L'érythème, simple variété de l'eczéma, peut s'étendre sur toutes les parties du corps, mais il se montre préférablement au visage, sur les avant-bras, les mains, les jambes. Son apparition est précédée de malaise, d'inappétence, de fièvre, puis de cuisson, de démangeaison, de chaleur insupportable. Ces taches peuvent atteindre cinq ou six centimètres de diamètre, et souvent toute la partie de la face d'un membre, et même toute une partie de la surface du corps.

« L'érythème vésiculeux qui se montra chez la malheureuse Élisa a cela de plus compliqué que le précédent, qu'il y a éruption au milieu des taches rouges, de petites vésicules distinctes les unes des autres qui, en se rompant, en laissent couler une sérosité séro-purulente. Entre les épaules, la pression était douloureuse, et la partie de la chemise en contact avec la région était maculée d'un liquide purulent ; on aurait pu croire à une brûlure.

» Le lendemain, 3 décembre, ajoute le célèbre Baumis, M. Focachon écrivait à M. Liébault : « J'ai revu hier Élisa, à trois heures. En lui faisant de nouveau enlever ses vêtements, j'ai pu constater que la vésication était encore plus accentuée qu'elle ne l'était le matin, et que la plaie du centre (sans doute le point où M. le docteur Chevreuse avait remarqué la présence d'un liquide purulent ayant maculé la chemise) qui continuait à suppurer, mesurait, à ce moment, cinq centimètres de long sur vingt-cinq millimètres de large.

« Ce fait se présentait avec toutes les garanties d'authenticité ; cependant, comme il y avait eu interruption de surveillance sur Élisa pendant la nuit qui suivit son retour à Charmes, il n'y avait pas certitude absolue : on décida donc de recommencer l'épreuve dans de meilleures conditions.

» L'occasion s'en offrit à la suite d'une attaque d'hystéro-épilepsie, qui se renouvela par émotion, à la fin du mois d'avril.

» Sous prétexte de l'amener en consultation chez M. Liébault, M. Focachon se rendit avec elle à Nancy, le 12 mai 1885 ; elle ne se doutait nullement de ce qu'on lui ferait, et pensait être de retour à Charmes pour quatre heures de l'après-midi.

» Elle fut endormie devant nous vers onze heures du matin. Cette fois, en un endroit choisi derrière l'épaule gauche, où il était encore impossible à la dormeuse d'atteindre avec la main, on fixa du papier de timbres-poste gommés, dont des carrés de même sorte avaient été placés déjà sur les bras de quelqu'un pendant dix-huit heures, et sans qu'il apparût au-dessous la moindre rougeur. On mit par-dessus ce papier un léger appareil de pansement, composé de bandelettes de diachylon et d'une compresse.

« Ce simulacre de pansement, proposé par M. Liégeois, fut constitué dans le but de rendre l'esprit de la somnambule plus tendu sur l'idée permanente de la vésication à développer, et Élisa, à laquelle on ne fit, toute la durée de son sommeil, que trois fois — et quelques minutes chaque fois, une sugestion *ad hoc*, passa la nuit entière enfermée seule dans une chambre, après avoir été mise en sommeil hypnotique.

« Le lendemain 13 mai, le pansement fut levé devant tous ceux qui s'intéressaient au résultat de l'expérience, et, après l'examen qui suivit, le procès-verbal suivant fut rédigé séance tenante.

« Il résulte de ce fameux procès-verbal que le 12 mai 1885, à 11 heures du matin, ces messieurs constatent « d'abord que les timbres-poste n'ont point été dérangés. Ceux-ci enlevés, le lieu de l'application présente l'aspect suivant : Dans l'étendue de quatre à cinq centimètres, on voit l'épiderme épaissi et mortifié, d'une couleur blanc-jaunâtre ; seulement, l'épiderme n'est pas soulevé et ne forme pas de cloches ; il est épaissi, un peu plissé et présente, en un mot, les caractères de la période qui précède immédiatement la vésication proprement dite, avec production de liquide. Cette région de la peau est entourée d'une zone de rougeuri ntense avec gonflement. Cette zone a environ un demi-centimètre de largeur. Ces faits constatés, on replace une compresse sèche par-dessus pour examiner la peau un peu plus tard. Le même jour, à onze heures et demie, la peau présente le même aspect que le matin.

« Cet état fut constaté par MM. les professeurs Beaunis, Bernheim, Liégeois, les docteurs Liébault et Simon, aides de clinique ; MM. Laurent, architecte-statuaire, et Brulart, interne de la Faculté, qui apposèrent leur signature au bas du procès-verbal. »

Vous croyez peut-être, lecteurs, que tout est fini, et

qu'enfin ces savants vont mettre fin à leurs nouveaux procédés de vivisection humaine; attendez.

« A son retour de Charmes, ajoute M. le docteur H. Baunis, le même jour, à quatre heures de l'après-midi, M. Focachon photographia le vésicatoire d'Élisa. On aperçoit sur la photographie plusieurs phyctènes, quatre à cinq, qui se sont développées probablement pendant le voyage de Nancy à Charmes. Ces phlyctènes augmentèrent peu à peu en laissant échapper une sérosité épaisse et laiteuse.

« Le 28 mai, le vésicatoire était encore en pleine suppuration, et M. Focachon put en prendre, à divers moments, plusieurs épreuves photographiques.

« Le 30 mai il détermina, par suggestion chez la même personne, un vésicatoire sur le bras, vésicatoire qui fut aussi photographié par lui.

« Il est bien évident, ajoute-t-il plus loin, que ces expériences ne réussirent pas chez toutes les somnambules. »

« Depuis que ces faits, et surtout le fait de la vésication ont été publiés, des observations nouvelles faites par les médecins les plus autorisés, sont venues confirmer ces expériences, et ne peuvent plus laisser aucun doute dans l'esprit de ceux qui ne se laissent point aveugler par le parti pris.

« M. Dumontpallier a communiqué récemment, à la Société de biologie, des expériences dans lesquelles il a produit par suggestion, chez des hystériques hypnotisables, des congestions locales et des élévations de température de plusieurs degrés dans des régions limitées à volonté.

« MM. Bourru, professeur de clinique médicale à l'École de médecine navale de Rochefort, et Burot, agrégé à la même école, ont publié dans la même séance de la Société de biologie (11 juillet 1885) des faits d'épitaxis (saignements de nez) et de sueur sanguine par suggestion hypnotique, chez un sujet hémiplégique et hymianesthésique. Ces expériences ont été répétées sur le même sujet par M. le docteur Mabille, directeur de l'asile de Lafond (La Rochelle). »

Le docteur Paul Gibier, ancien interne des hôpitaux, aide-naturaliste au Muséum d'histoire naturelle, dans son livre : *Le Spiritisme*, s'exprime ainsi au sujet des phénomènes et des tortures variées que subissent les malheureux hypnotisés des deux sexes qui se soumettent aux pratiques dangereuses des célébrités scientifiques :

« Le sujet, mis en état particulier, peut être obligé d'accomplir tel ou tel acte aussi extravagant, aussi criminel qu'on pourra le supposer, si celui sous l'influence duquel il se trouve momentanément placé, lui intime l'ordre, lui en *suggère* l'idée.

« Certains faits, ajoute ce docteur, peuvent bien être expliqués par la suggestion simple dont M. Bernheim, professeur de la Faculté de médecine de Nancy, a démontré l'importance dans son récent ouvrage.

« A S..., je suggérai un jour qu'à son réveil il verrait derrière lui, sur un meuble, une cuiller en argent et qu'il la mettrait dans sa poche. Réveillé, il ne se retourna pas et ne vit pas la cuiller; mais sur la table, devant lui, était une montre. Je lui avais suggéré, en outre, l'hallucination négative qu'il ne verrait personne dans la salle et se trouverait tout seul : ce qui se réalisa. L'idée du vol, suggérée par la cuiller, se présenta dans son cerveau pour la montre ». Il la regarda, la toucha, puis dit : « Non, ce serait un vol », et la laissa. Si la suggestion du vol de la cuiller lui avait été répétée avec force et impérieusement commandée, je ne doute pas qu'il ne l'eût prise.

» Depuis que ceci est écrit, j'ai eu l'occasion d'hypnotiser de nouveau S.... Je lui ai fait la même suggestion plus impérieusement : « Vous mettrez la cuiller dans votre poche ; vous ne pourrez pas faire autrement ». A son réveil il vit la cuiller, hésita un instant, puis dit : « Ma foi, tant pis », et la mit dans sa poche. »

« Qu'on nous permette encore, ajoute M. le docteur Gibier, de citer l'observation suivante que nous empruntons également au livre de M. Bernheim (p. 181). On verra par cet exemple si la société ne serait pas en droit de réglementer les pratiques du magnétisme.

« Mon collègue, M. Liégeois, professeur de la Faculté de droit de Nancy, a particulièrement étudié, dans un mémoire qui a eu un grand retentissement, les rapports de la suggestion avec le droit civil et criminel. Il a fait un grand nombre d'expériences propres à établir la possibilité de suggérer des crimes que les sujets accomplissent sans savoir le mobile qui a guidé leur main. »

Voici comme exemple une de ces observations :

« Je dois m'accuser, dit M. Liégeois, d'avoir essayé de faire tuer mon ami M. P..., ancien magistrat, et cela, chose grave, en présence de M. le commissaire central de Nancy.

« Je m'étais muni d'un revolver et de quelques cartouches. Pour ôter l'idée d'un jeu pur et simple au sujet mis en expérience, et que je pris au hasard parmi les cinq ou six somnambules qui se trouvaient ce jour-là chez M. Liébault, je chargeai un des coups du pistolet et je le tirai dans le jardin; je rentrai ensuite, montrant aux assistants un carton que la balle venait de perforer.

« En moins d'un quart de minute, je suggère à madame G... l'idée de tuer M. P... d'un coup de pistolet. Avec une inconscience absolue et une parfaite docilité, madame G... s'avance sur M. P... et tire un coup de revolver.

« Interrogée immédiatement par M. le commissaire central, elle avoue son crime avec une entière indifférence. Elle a tué M. P...., parce qu'il ne lui plaisait pas. On peut l'arrêter, elle sait bien ce qui l'attend; si on lui ôte la vie, elle ira dans l'autre monde, comme sa victime, qu'elle voit étendue à terre baignant dans son sang. On lui demande si ce n'est pas moi qui lui aurais suggéré l'idée du meurtre qu'elle vient d'accomplir. Elle affirme que non : elle y a été portée spontanément, elle seule est coupable. »

Jusqu'ici nous ne voyons que des manœuvres pratiquées par des docteurs en renom, manœuvres des plus dangereuses, non seulement pour la santé des victimes qui se soumettent à leurs *savantes* expériences, mais encore pour la morale et la sécurité publiques; il suffira, pour nous en convaincre, d'analyser froidement ce que nous venons de rapporter.

Tout d'abord, voici M. le docteur Bernheim qui suggère à son sujet S..,.. de voler une cuiller en argent, et en présence de la résistance du sujet, M. le docteur lui en suggère plus impérieusement l'idée; alors le sujet obéit. Puis MM. Focachon et consorts qui soumettent mademoiselle Elisa, leur sujet, à des expériences médicales des plus dangereuses, telles que l'application de toile épispastique d'Albespeyres qui amène des « sensations douloureuses chez la victime. » Et cela ne suffisant pas à ces messieurs, ils remirent les deux vésicatoires pendant quarante-cinq minutes, ce qui détermina deux phlyctènes (ampoules) bien marquées, dont l'une, ayant été percée, laissa écouler la sérosité.

Nous voyons aussi le docteur Brulard produire, sur une malade de l'hôpital civil, en huit heures, une « *ampoule magnifique.* »

Pour nous édifier sur ce qu'un vésicatoire à la cantharide offre de dangers, consultons quelques célébrités.

« Les cantharides en poudre et les préparations nombreuses qui peuvent retenir leur principe actif, sont des agents toxiques (ou poisons) très redoutables. On a assez fréquemment pu observer des empoisonnements produits par cette substance. Mise en contact avec la peau, elle détermine, quelques heures après son application, un sentiment d'engourdissement, d'abord peu douloureux puis une douleur gravative qui finit bientôt par être cuisante. Après un temps plus ou moins long, qui varie en raison de la multitude des circonstances, on voit l'épiderme soulevé par petites bulles contenant de la sérosité, sans que d'ailleurs, la peau ait acquis une rougeur bien vive. Plus tard, l'action des cantharides se continuant, ces petites bulles se réunissent et forment une phlyctène (ampoule) unique. En l'enlevant, on trouve à la surface de la peau une couche de lymphe semi-coagulée.

« Le vésicatoire se sèche, ou bien il suppure trop abondamment, il se recouvre de fausses membranes et de végétations et s'entoure d'une éruption dartreuse ; il cause généralement la dissurie (difficulté d'uriner).

» Il arrive quelquefois que, tout d'un coup, la surface du vésicatoire devient extrêmement douloureuse, et se recouvre en même temps de concrétions molles, grisâtres, pultacées, qui exhalent une grande fétidité. Lorsqu'on cherche à les enlever, le sang s'écoule et, tout autour de la plaie, la peau a une teinte érysipélateuse. Si, dans cette conjoncture, on se servait de pommades plus actives, on aggravait les accidents. C'est dans ce cas que l'application des cataplasmes émollients d'abord, et plus tard, l'usage du calomel en poudre, déposé sur la plaie, ou bien celui d'un cérat composé avec précipité blanc, est ordonnée.

» Il arrive très souvent que, chez les personnes sujettes aux affections dartreuses, la peau qui avoisine la plaie du vésicatoire se recouvre de vésicules qui, d'abord discrètes, deviennent confluentes plus tard, et finissent par constituer un véritable eczéma. Des pustules d'impétigo (pustules qui, en se desséchant, forment des croûtes épaisses) peuvent même se développer, et il s'ensuit une démangeaison insupportable, un suintement abondant, et une douleur souvent assez vive. Il n'est pas rare de voir l'eczéma, borné d'abord au bras où le vésicatoire a été appliqué, s'étendre de proche en proche, et bientôt envahir, sous une forme aiguë, toute la surface du corps. La fièvre alors s'allume, et des accidents généraux d'une certaine gravité peuvent se manifester.

« Lorsque le vésicatoire a été longtemps et violemment inflammé, il arrive souvent qu'il se recouvre de végétations, comme les plaies chroniques.

« La dysurie (difficulté d'uriner) survient ordinairement le jour même où l'on applique le vésicatoire. Elle tient, ainsi que nous l'avons dit, à l'absorption de la cantharide qui se fait à la surface de la peau, privée de son épiderme. Mais souvent, chez les malades très irritables, et d'une susceptibilité en quelque sorte exceptionnelle, les pansements avec des pommades, des papiers ou des taffetas cantharidés, causent des accidents du côté de la vessie.

« Nous ne parlons pas ici, ajoutent Trousseaux et Pidoux, de l'emploi des cantharides dans l'épilepsie, l'hystérie, la rage, etc... il suffit qu'un remède soit héroïque et que l'administration en soit périlleuse, pour qu'il se trouve des médecins qui croient devoir le tenter dans le traitement des affections aiguës et chroniques, réputés incurables, et, comme on se résout difficilement à avoir fait des essais infructueux, on exagère souvent les vertus du remède dont on a étudié les effets, et l'on finit quelquefois par s'abuser soi-même et par tromper les autres. (TROUSSEAU et PIDOUX, *Traité de thérapeutique et de matière médicale*.)

« Il suffit, s'écrie Raspail (F.V), que l'épiderme crève après avoir été soulevé en ampoule, que la substance du vésicatoire se trouve immédiatement en contact avec la dénudation pour que les organes génitaux éprouvent, par leur excitation, les symptômes d'un empoisonnement endermique, mais alors ces symptômes sont moins ceux de l'érotisme que de la stranguric ; c'est l'envie sans le besoin d'uriner, c'est le besoin avec ses chatouillements insupportables, sans le moyen de le satisfaire ; et souvent à la suite, survient l'enflure des membres inférieurs. »

Nous sommes assez édifiés par ces opinions émises par les autorités scientifiques les mieux accréditées pour être épouvantés des moyens qu'emploient messieurs les médecins hypnotiseurs afin d'obtenir des effets de magnétisme que leurs devanciers des académies se sont plu à nier systématiquement depuis un siècle. C'est en vain que l'exemple des THÉURGES qui ont fait accourir la foule par le retentissement de guérisons obtenues par les moyens les plus simples, le regard, la parole, le toucher, leur a prouvé que les manœuvres qu'ils emploient ne sont qu'un charlatanisme grotesque ; c'est en vain que les assertions des princes de la science que nous avons citées ont affirmé que les poisons pharmaceutiques étaient un danger pour les malades qui en étaient saturés, il faut qu'ils sacrifient des sujets à leurs réclames charlatanesques.

Si nous sommes saisis d'effroi devant de semblables pratiques, qu'éprouverons-nous si nous sommes convaincus, par la voix des tribunaux, des pratiques dangereuses et criminelles auxquelles se livrent des hommes autorisés par le diplôme doctoral.

Nous lisons dans le journal le *Gaulois* du 10 août 1887 :

« Un fait divers, paru naguère dans tous les journaux, annonçait sous le titre : *Suicide par amour*, la mort d'une aimable fille dont les lèvres avaient toujours été clémentes à ceux qui les avaient sollicitées. On avait trouvé cette jeune femme sur son lit, souriante encore et gracieuse, un trou sanglant dans la tempe.

« C'était l'éternelle aventure de la courtisane amoureuse. L'amour lui avait mis le revolver dans la main et sa dernière heure l'auréolait d'une légende qui, pour ne pas franchir le cercle de quelques amis de passage et de quelques boutiquiers du quartier, n'en envoyait pas moins l'héroïne du jour dans les régions où Dante fut indulgent aux grandes affolées d'amour.

« L'incident était banal, d'ailleurs,

« Banal comme l'amour, la mort et la beauté

« La femme galante s'était éprise d'un jeune médecin ; elle l'aimait depuis plusieurs années.

« Un beau jour, selon la coutume, l'homme aimé jugea qu'il était temps d'en finir avec les amours bohèmes et de contracter une légitime union avec une jeune fille ayant de la candeur et surtout des écus. Selon la coutume également, la délaissée refusa d'acquiescer à ce dénouement normal. Elle brisa quelques faïences et j'aime à croire qu'elle songea immédiatement à l'emploi tout indiqué du vitriol.

« Jusque-là, le drame suivit ses péripéties ordinaires avec la même régularité que la tragédie antique.

« Mais voici qu'on a découvert un dénouement nouveau. Le jeune médecin est un innovateur qui fera école ; il a usé d'un procédé fort à la mode : la suggestion.

« En ce grand siècle qui sera certainement appelé par la postérité le siècle des enfonceurs de portes ouvertes, les médecins ont découvert à grand fracas, il y a une dizaine d'années, le magnétisme que les hommes connaissaient depuis une dizaine de siècles au minimum. Puisqu'ils ont fait cette découverte, puisqu'ils se sont donnés la peine de la baptiser « hypnotisme », il est bien juste qu'ils en profitent. C'est du moins ce que pensa le médecin en cause.

« Il plongea la vindicative amante dans le sommeil somnambulique, déposa un revolver sur la table et ordonna à la jeune femme endormie de se brûler la cervelle le lendemain. Puis il s'en fut se marier.

« Le lendemain, la victime obéissait inconsciemment à l'ordre mystérieux.

« Tout s'était donc bien passé. Malheureusement, le criminel était maladroit. On trouva chez la suicidée des traités d'hypnotisme et des lettres qui inspirèrent des soupçons. Et dame Justice, qui commence à vouloir fourrer son nez curieux dans les choses du mystère magnétique, va s'emparer de l'affaire.

*
* *

« Depuis quelques années, on a dit et écrit bien des bêtises sur le magnétisme animal. Il est probable que cette aventure va en faire dire bien d'autres. Nous allons voir surgir des milliers de petits criminalistes improvisés, qui apporteront leurs projets de loi saugrenus sur la réglementation du magnétisme. Combien de gens ont édité déjà cette délicieuse bouffonnerie qu'il fallait interdire à tout autre qu'aux médecins l'usage du magnétisme, proposition qui équivaut, par exemple, à celle d'interdire au ciel d'avoir des nuages les jours autres que le lundi.

« Les médecins sont gens bien terribles. Comment ! ils n'avaient pas assez de procédés pour tuer leurs semblables ! En voilà un qui, pour un crime d'intimité, a recours aux pratiques des vieilles goëties ! Diafoirus se fait nécroman ! Ayant à sa portée la toxicologie, il a besoin de l'envoûtement ! Pourquoi pas les magisters de Canidie ?

« Oh ! qui dira les merveilleuses découvertes des médecins ? Ils ont découvert l'hypnotisme ! Combien y a-t-il de siècles que les philosophes d'Alexandrie avaient formulé l'initiatique *table d'Emeraude* ! Nos médecins viennent de découvrir la suppression des douleurs opératoires par la suggestion : Paracelse est mort en 1541, qui a révélé une complète théorie médicale basée sur pareille base et Van Helmont a publié, en 1621, son *De magnetica vulnerum curatione* !

« Quand les médecins revendiquent le monopole exclusif du magnétisme expérimental, ils paraissent oublier qu'ils ont obstinément nié ses effets palpables jusqu'à la venue de leur maître Braid, lequel, en formulant la théorie de la suggestion, ne fit que reproduire les assertions de l'abbé Faria.

« C'est peut-être grâce à leur amour du monopole qu'ils ont laissé se propager cette bêtise que le sommeil somnambulique ne pouvait saisir que des sujets atteints de névrose, ou qu'il apportait la névrose à ceux qui étaient bien portants. C'est à peu près comme si l'on disait qu'en y faisant passer un courant, on brise le fil métallique de la bobine de Ruhmkorf. Et n'avons-nous pas entendu bien des gens proclamer, avec la belle sûreté de leur ignorance, qu'il était de toute urgence de proscrire le mode de propagation de la névrose.

« Mon Dieu ! que les médecins sont donc gens avancés ! Voilà plusieurs années que Crookes, l'illustre chimiste anglais, a ému toute l'Europe pensante par ses travaux sur la force qu'il appelle *psychique* et en laquelle d'aucuns reconnaissent le *Telesme* d'Hermès Trismégiste. Et en France, à peine y a-t-il deux ou trois savants, parmi lesquels le docteur Richet, qui s'occupent de ces phénomènes inexplorés, et non pas surnaturels, car rien n'est surnaturel, mais tout est naturellement possible.

« Je me demande pourquoi les médecins s'arrogent le terrain de pareilles études auxquelles rien, dans leurs précédentes études, rien ne les préparait. Ce ne sont pas des hommes imbus d'un matérialisme grossier et enfantin qui pourront connaître des phénomènes d'ordre psychique. Voyez-vous pas la main pataude de Diafoirus s'abattant sur les ailes de gaze de Psyché ?

« Ne tombons pas non plus dans l'excès ! Il est de toute justice de reconnaître que des médecins, sans avoir bu la doctrine synthétique des mystères Ionniens, grâce à la lente sûreté de leur méthode expérimentale et même empirique, ont fait marcher à pas de géant une science sur laquelle des études d'un autre ordre leur ouvriraient un plus vaste horizon.

« C'est, en tout cas, pour eux, un triomphe d'avoir ému le public en lui parlant sérieusement des choses dont il riait naguère.

*
* *

« Naturellement, la réaction s'est produite, le rire d'hier s'est figé en la grimace inquiète d'aujourd'hui ; et le simple fait-divers raconté plus haut ne sera pas pour calmer l'émoi.

« On se demandera quelles mesures prendre si les secrets divulgués de la science, réservée jadis aux seuls initiés, permettent à n'importe quel misérable d'en user pour le crime. Il n'y absolument rien à faire. L'art d'employer pour le crime des secrets scientifiques est de tous les temps et de tous les pays ; et je puis affirmer qu'il existe dans le

Paris moderne autant de nécromans sinistres qu'à n'importe quelle période du moyen-âge. Les thaumaturges du mal sont à peu près inattaquables dans l'inexpugnable citadelle des mystères impurs. On peut faire pour la jeter en pâture à l'effarement de l'opinion publique quelque loi vaine, de même que les pompiers lancent de l'eau sur les grands incendies, tout en connaissant l'inanité de cette besogne de Sisyphe.

« Tout conspire à douer d'immunité le magnétiseur criminel et, en première ligne, l'impossibilité de la preuve. Quel juré osera condamner, sur de fugaces présomptions, un homme accusé de suggestions criminelles ?

« Faut-il trembler de l'impuissance de l'organisation sociale contre les pouvoirs occultes ? Pourquoi s'alarmerait-on d'un état de choses qui a toujours existé et qui existera toujours ? La suggestion a déjà causé plus d'un forfait inconnu. Les hommes vivaient tranquilles dans l'ignorance de ces mystérieuses calamités éventuelles. N'en connaissaient-ils point assez déjà pour hanter le silence hallucinant de leurs veilles, et faut-il que chaque divulgation de découverte nouvelle leur apporte le frisson d'épouvantes révélées ?

« C'est le danger terrible de toutes les sciences modernes d'opérer au grand jour, d'offrir leurs résultats à des cerveaux qui n'ont pas la force de les contenir. Tous les organismes n'ont pas la vigueur nécessaire aux initiés des mystères éleusiaques pour « manger le tambour et boire la cymbale. » C'était, du moins, ainsi que pensaient les grands hiérarques du passé.

« Le seul remède qui puisse être donné aux personnes qui redoutent les œuvres des nécromans modernes est celui-ci (je suppose, bien entendu, que ces personnes sont sujettes à tomber très facilement et malgré leur volonté dans le sommeil somnambulique) : « se faire endormir par un être en qui elles aient toute confiance et qui, pendant le sommeil, leur défendra de se laisser jamais endormir ». La défense ne sera jamais enfreinte, et le remède est infaillible bien qu'entaché d'homéopathie (*similia similibus*).

« Mais il vaudrait mieux encore ignorer la possibilité du mal. La science magnétique, comme les autres, reprendra toute sa force quand elle sera redevenue occulte. Ainsi s'exprime, avec une suprême sagesse, l'évêque Synésius : « La vérité doit être cachée ; il ne faut donner aux foules qu'un enseignement proportionnel à leur intelligence bornée. »

C'était déjà bien assez des magnétisations exercées par des magnétiseurs exhibant publiquement leurs sujets et leur faisant subir toutes sortes de tortures pour prouver l'action du fluide, et il semble que les malades sont déjà assez empoisonnés par les ordonnances édictées par les somnambules de profession ou autres sans que ceux qui sont — de par le diplôme — sacrés savants, viennent à la rescousse pour faire, d'une loi de nature, un instrument nouveau à ajouter à leurs nombreuses méthodes de traitement, toutes plus dangereuses les unes que les autres.

Il est fait un certain, c'est que tous les phénomènes théurgiques, magnétiques, hypnotiques, somnambuliques, spirites, sont dus au concours d'esprits qui se manifestent par l'intermédiaire des hommes qui s'occupent de produire ces phénomènes; or, selon la valeur des manifestations, nous pouvons juger de la catégorie des esprits qui dirigent l'intermédiaire, ou Médium. Aussi, nous pouvons être certains que ceux qui se livrent aux pratiques fluidiques, telles que celles qu'emploient messieurs les savants et dont nous venons de relater les dangereux résultats, sont assistés par des esprits de bas étage, faux savants, orgueilleux qui leur inspirent des façons de procéder barbares, leur suggérant la vaniteuse prétention de vouloir tout expliquer, tout pratiquer, tout définir à l'aide d'un diplôme qui, hélas, ne pourra jamais les saturer du fluide blanc des Esprits supérieurs, sans lequel on ne peut obtenir aucune guérison.

Après tout, qu'est-ce qu'un savant? Un savant c'est un être humain couvert de diplômes, accablé d'honneurs, chamarré de médailles, de croix, membre d'une académie quelconque. Eh bien! essayons de nous rendre un compte exact du savoir de ces savants, de leur jugement et de la part qu'ils ont prise dans la marche du progrès; voyons comment les oracles scientifiques des académies le plus en renom ont accueilli les inventeurs et leurs inventions.

En 1440, l'imprimerie typographique, inventée par Gutenberg, ne fut protégée par aucun savant, et le pauvre inventeur, exploité par le banquier Fust et le calligraphe Schæffer qui essayèrent de lui voler son invention et son matériel, eut toutes les peines du monde à vaincre les résistances qu'il rencontrait partout. Lorsque, un siècle plus tard, l'imprimerie donna des résultats plus positifs, François 1er, surnommé par les savants le « prince des lettres », défendit, par une ordonnance de police du 13 Juin 1521, aux vingt-quatre imprimeurs, alors à Paris, d'imprimer et de vendre aucun livre qui n'ait eté approuvé par l'Université et la faculté de théologie. En 1533, la Sorbonne demanda à ce même roi l'abolition de l'imprimerie pour *toujours* en France, et le 13 Janvier de l'année suivante, un édit d'interdiction frappait de la peine de la hart (strangulation) les imprimeurs qui oseraient enfreindre l'édit. L'imprimeur Etienne Dolet fut, en 1546, étranglé et brûlé sur la place Maubert pour avoir eu le courage d'enfeindre l'édit royal.

Vers la fin du xve siècle, Christophe Colomb fut traité de fou, de visionnaire, par le roi de Portugal et les savants attachés à sa cour.

Un peu plus tard, Galilée fut mis à la torture par les savants théologiens, parce qu'il prouvait que Josué n'avait pu arrêter le soleil.

Vers le commencement du XVIIe siècle, Harvey découvrait la circulation du sang. De tous côtés, dit Larousse, l'esprit de réaction jeta feu et flammes : Primerose à Montpellier, Riolan à Paris, Parisanus à Venise écrivirent contre lui nombre de lettres et de pamphlets. Dans son pays même, à Londres, Harvey rencontra une opposition des plus vives et perdit une grande partie de sa clientèle.

En 1681, Papin découvre l'application de la vapeur. « La France avait repoussé de son sein, dit Larousse, ce fils glorieux, et l'académie des sciences s'associait à l'Edit de Nantes ».

Moitrel d'Element, au dix-huitième siècle, découvrit le moyen de recueillir les gaz, et prétendit qu'on pouvait mesurer l'air par litre. « Pour faire connaître, dit Larousse, sa découverte, il ouvrit un cours de chimie pratique, qui n'eut aucun succès, et fut traité de fou par l'académie des sciences.

Vers le milieu du XVIIIe siècle, Margraff, célèbre chimiste allemand, fut tourné en dérision par tous les savants européens, pour avoir assuré qu'on pouvait faire du sucre avec de la betterave.

Lavoisier soutenait que les gaz étaient des corps, au même titre que les liquides, et il fut bafoué par ses collègues.

Tous les savants réunis, ayant à leur tête l'académicien Dupin et l'ex-Président de la République Française,

Thiers, poussèrent des cris de paon pour prouver que l'éclairage au gaz et l'électricité étaient des absurdités.

Non seulement ces deux célébrités terrestres, suivis de toute la coterie scientifique et du fretin qui les écoute, nièrent, mais firent tous leurs efforts pour empêcher l'usage du chemin de fer, affirmant que la locomotive n'entraînerait pas et que les roues tourneraient sur place.

En 1768, les académiciens Fougeroux, Lavoisier, Cadet de Gassicourt furent chargés par leurs collègues de prouver que les aérolithes qui étaient tombés cette même année près du Mans, à la vue d'une foule de témoins, étaient une impossibité, et que tous ceux qui les avaient vus tomber étaient des imposteurs.

En 1790, une semblable pluie de pierres tomba à Suliac, dans les Landes, et malgré les affirmations du maire, des conseillers et de plus de trois cents témoins qui signèrent un procès-verbal où était consigné ce fait, messieurs les académiciens se refusèrent à le croire, traitant ces gens d'ignorants, d'hallucinés, de fous, pour avoir voulu leur imposer, à eux, — les flambeaux de la science et des découvertes scientifiques, — de semblables absurdités, reconnues par eux physiquement impossibles.

Or, il arriva un siècle plus tard une chose assez plaisante, raconte Louis Figuier. Un membre de l'Académie des sciences, Adolphe Brongniard, se trouvant à Gisors, faillit mourir de peur, témoin lui-même de la chute de pierres ayant accompagné le bolide du 24 mai, phénomène reconnu physiquement impossible par ses doctes confrères.

Nous n'en finirions plus si nous voulions relater toutes

les persécutions que les savants des académies, secondés par les ministres de tous les cultes, ont fait subir aux philosophes et aux inventeurs, qui ont été de véritables martyrs du progrès.

Nous terminerons nos citations en vouant à la vindicte publique les noms des savants des académies qui ont nié l'action du fluide magnétique, mis en lumière par Paracelse, van Helmont, Mesmer, Puységur et autres.

Tels, en 1778, Mallouet, Sollier, de Rominais, médecins ; puis, en 1784, Roussel de Vauzesmes, Franklin, de Bory, Bailly, Le Roy, Lavoisier, Bari, Salni, Darcet, Guillotin, Caille, Mauduit, Poissonnier, Audry, qui déclarèrent que le magnétisme était dénué de preuves. Seul le savant de Jussieu osa dire à ses collègues : « Tous vos efforts n'empêcheront pas cette vérité de triompher », mais il se fit, par cette affirmation, des ennemis acharnés de tous ses collègues des académies. De même, le professeur d'Elson, qui fut expulsé de l'Académie par ses chers confrères, pour avoir affirmé la véracité des effets du fluide magnétique, pratiqué par Mesmer. Enfin, les persécutions s'exercèrent d'une façon barbare contre quiconque, non seulement exerçait et pratiquait le magnétisme, mais encore y croyait simplement; le pape se mit de la partie en excommuniant magnétiseurs et magnétisés.

Cependant, malgré des persécutions de toutes sortes pour entraver le progrès, malgré les académies et les savants, malgré les prêtres... Nous avons l'imprimerie pour propager les œuvres de l'esprit humain; nous avons des chemins de fer pour rallier les peuples dans un lien commun de fraternité; nous avons l'éclairage au gaz, l'électricité. Nous avons même des académiciens qui, sans souci des opinions négatives de leurs aînés, pratiquent le magnétisme sous le nom d'hypnotisme, mais d'une façon si primitive et si grotesque, que les malheureuses folles hystériques qui tombent sous la puissance de leurs fluides empestés, se tordent dans d'affreuses convulsions. Le magnétisme pratiqué de cette façon est aussi déplorable et aussi dangereux pour la pauvre humanité que la médecine.

Et quand on pense qu'on s'acharne encore à persécuter ceux qui, non seulement ne torturent pas leurs victimes, mais les guérissent; qu'il y a des lois qui autorisent des juges à condamner ces bienfaiteurs de l'humanité, sous prétexte d'exercice illégal de la médecine, à l'amende, à la prison, sans se rendre compte qu'au-dessus de leur tête, dans leur tribunal, est une croix sur laquelle a été attaché un homme, peut-être imaginaire — mais que les sectes religieuses ont fait Dieu — pour avoir guéri par le regard, la parole et le toucher, et même avec de la boue, à l'exemple, du reste, de plusieurs grands philosophes qui ont vécu des siècles avant lui. Et il y a des gens qui trouvent que tout est pour le mieux et que nous sommes dans un siècle de lumière. Il est vrai que la plupart de ces gens ont usé leur jeunesse sur les bancs de l'école, abrutissant leur raison à étudier la science du père Loriquet : on peut facilement se faire une idée des saines opinions qui doivent résulter de semblables études. Mais ceci nous entraînerait trop loin, et pour ne parler que de la médecine, relevons encore quelques assertions.

Le célèbre Malgaigne, chirurgien de l'hôpital Saint-Louis, professeur de médecine opératoire, et qui apporta des améliorations considérables dans les appareils de chirurgie, fut en butte à la persécution de ses collègues et principalement du fameux docteur Jules Guérin, pour avoir osé dire, dans un discours prononcé à l'Académie de médecine :

« Absence complète de doctrines scientifiques en médecine, absence dans l'application de l'art; empirisme partout, voilà la science. »

« La médecine est la seule profession, s'écrie à son tour le docteur Chauvet, où le mensonge soit un devoir. (Serait-ce parce qu'elle est elle-même un mensonge ?) »

Le célèbre Héquet disait : « Que les médecins se préparaient des remords pour l'avenir, et que sur leurs vieux jours, ils forment une confrèrie de pénitents. »

Le docteur Chauvet, pénétré sans doute de la véracité de ces paroles, avoue sincèrement : « Il y a peut être du courage à confesser publiquement ses fautes, alors que chacun, pour des motifs divers, ne vise qu'à exalter ses succès... j'espère que l'on m'en tiendra compte. Ma confession médicale, poursuit ce conciencieux et honnête praticien, peut se résumer à la simple déclaration que voici :

« La main sur la conscience, je déclare devant Dieu et » devant les hommes, que la pratique médicale a été » plus nuisible qu'utile à l'humanité ; de telle sorte que » si les nombreux malades que j'ai traités, pendant près

» d'un quart de siècle, avaient été abandonnés aux seules
» ressources de la nature, aidés de simples soins hygié-
» niques, le résultat final eût été beaucoup meilleur. Ce-
» pendant, j'en appelle ici à toutes les personnes qui
» m'ont honoré de leur confiance ou qui ont connu ma
» pratique, je puis me rendre le témoignage d'avoir
» péché plutôt par excès que par défaut de prudence ;
» par timidité que par hardiesse... préférant rester inactif
» que de m'exposer à nuire, et peut-être à tuer. »

Et il ajoute plus loin : « Ce pauvre public !... il a la naïveté de croire à la médecine, quand les medecins eux-mêmes n'y croient pas !... et il prend tout bonnement le savoir-faire pour le savoir ! »

Laissons la médecine se faire son procès et se vouer elle-même à la vindicte publique : par son intolérance et les persécutions qu'elle a exercées à toutes les époques et jusqu'à nos jours, de concert avec toutes les sectes sacerdotales, contre tous ceux qui étaient inspirés du *souffle* du progrès, et principalement contre les Théurges guérisseurs qui venaient détruire non seulement l'empoisonnement exercé par les corps médicaux, mais protester contre les légendes mensongères débitées par les prêtres aux générations, dans le seul but d'abrutir leur raison à l'aide de l'emprisonnement, de la torture et du bûcher.

Malgré la persécution, les calomnies de toute nature, sans parler des voies de fait, de l'amende, de la prison, les Théurges guérisseurs par le fluide des esprits se multiplient, et le jour est proche où le tiers de l'humanité se livrera à cette pratique. Il est prouvé que, de toutes les victimes qui affrontèrent ce tribunal séculier et catholique, apostolique et romain, qui prétend être le représentant d'un Dieu de paix, de miséricorde et de charité, pas un de ceux qui se dévouaient pour guérir leurs semblables ou les soulager n'échappa à la roue, aux tenaillles et aux flammes des bûchers, accusé de sorcellerie et regardé comme possédé du diable.

« Dès l'antiquité, dit Larousse (*Dict. univ.*), la sorcellerie a entraîné pour ceux qui s'y livraient les peines les plus sévères.

» Chez les anciens Hébreux, les gens reconnus coupables de sortilèges étaient punis de mort (Exode, XXII, v. 18). La loi des Douze Tables les frappa également du dernier supplice. La même peine fut portée contre eux en 357 de notre ère, et Constantin et Théodose leur refusèrent d'interjeter appel auprès de l'empereur.

« D'après Grégoire de Tours, Chilpéric fit condamner au feu et à la roue des gens accusés de maléfices. Pendant tout le moyen âge, on appliqua aux sorciers le supplice du feu, et l'on vit les bûchers se dresser dans presque toute l'Europe. De toutes parts on voyait se produire l'accusation de sorcellerie.

« Frédéric Barberousse et deux papes, Silvestre II et Benoît IX, furent regardés comme sorciers. Jean XXII excommunia les sorciers comme faisant un pacte avec le diable, l'adorant, se liant à lui par le don d'un anneau, et l'interrogeant pour lui demander secours et assistance. Dans la bulle *Jumis desiderantes* (1484), Innocent VIII ordonna de pourchasser les gens coupables de sorcellerie, et énumère une longue liste de leurs crimes.

Il les accuse notamment d'empêcher les hommes d'engendrer, les femmes de concevoir, etc., et pousse les esprits à rallumer les bûchers.

« Une ordonnance de Charles V, dit le Sage, récompense ceux qui dénoncent les sorciers, menace de poursuivre ceux qui se taisent, et de priver de leur charge les juges indulgents. »

« A la fin du moyen âge et au commencement de la Renaissance, il se produisit une nouvelle recrudescence de la *sorcellerie*. Ce fut une véritable épidémie de démonomanie. On ne vit partout que sorciers et possédés, et on brûla des milliers d'individus. » (P. Larousse.)

Montrelet raconte qu'en 1459 les prisons d'Arras regorgeaient de sorciers qui appartenaient à toutes les classes de la société, et qu'elles furent toutes soumises à la torture ; que les riches seuls échappaient au bûcher, moyennant de fortes rançons.

En 1577, quatre cents femmes marquées, disait-on, des stigmates de Satan, furent torturées par les juges de Toulouse, et la plus grande partie montèrent au bûcher.

Alciat rapporte aussi que cent sorciers furent brûlés en Piémont. Sous Charles IX, un sorcier, nommé Trois-Échelles, condamné au bûcher sur la place de Grève et à qui l'on promit sa grâce s'il dénonçait ses complices, affirma qu'à Paris il en connaissait 30,000 et qu'il était en relation au moins avec 100,000 en France.

En 1619, P. de Lancre, conseiller au Parlement, fit brûler vifs cinq cents sorciers.

« Vers la même époque, le curé Gaufridi, à Marseille, le maréchal d'Ancre, le médecin Poirot, Adrien Bouchart et ses complices, Urbain Grandier, curé de Loudun, accusés de sorcellerie, furent mis à la torture, puis brûlés vifs.

En 1691, huit bergers, accusés d'avoir jeté un sort sur leurs troupeaux, furent mis à la question et brûlés vifs.

« En 1731, le Père jésuite Girard, accusé d'avoir usé de maléfices envers la belle Cardière, qu'il avait séduite, n'échappa au bûcher que par l'influence de son ordre.

« Dans le courant du XVIIe siècle, plus de trois mille sorciers périrent en Angleterre.

» En décembre 1872, le *New-York Herald* rapportait qu'une vieille Indienne, accusée de sorcellerie, avait été condamnée à être lapidée et avait subi ce supplice affreux.

« Le 14 avril 1874, le nommé José-Maria Bossilla et sa femme, accusés d'avoir jeté un sort sur un nommé Silvestre Zacharias, furent brûlés vifs ». (P. Larousse.)

Après chaque persécution, chaque procès suivi de condamnation, d'emprisonnement, une foule de gens se demandent pourquoi ce sont précisément les guérisseurs, ceux qui rendent le plus de services à l'humanité souffrante, et qui opèrent généralement avec un désintéressement marqué, qui tombent sous l'interprétation de la la loi, laquelle déclare médecine illégale le fait de regarder un malade et de le toucher pour le guérir. On se demande où on peut voir là de la médecine, puisqu'il n'est employé aucun spécifique, aucune drogue académique ou empirique. On s'étonne alors qu'aucune poursuite ne soit exercée contre les légions de magnétiseurs, de somnambules, de tireuses de cartes qui prétendent les uns guérir, les autres lire dans le passé, le présent et l'avenir, véritables charlatans qui exploitent la crédulité publique, et empoisonnent les malades de leurs drogues. On se demande pourquoi cette tolérance pour les prêtres du catholicisme qui exhibent des manitous, des reliques à la vénération des simples qui prônent les pèlerinages de Lourdes, de la Salette, etc., etc., promettant guérison moyennant rémunération.

La réponse est claire : La Faculté de médecine qui, jalouse de ses privilèges, impose sa science au public, de par la loi, pousse des cris de paon toutes les fois que quiconque, en dehors de la coterie, ose guérir de quelque façon que ce soit les malheureuses victimes de son ignorance, et se rue avec une rage de désespéré contre les guérisseurs sérieux, qui font accourir la foule au bruit de leurs guérisons retentissantes.

Quant aux guérisseurs charlatans, tels que la majorité des magnétiseurs, somnambules de différentes écoles, qui pullulent de tous côtés depuis le fameux baquet de Mesmer, la moitié de ces industriels sont associés avec des médecins, et emploient à peu de chose près les mêmes moyens curatifs, les mêmes drogues que la Faculté, en y ajoutant trop souvent l'électricité, dont les dangers sont aujourd'hui reconnus ; et la corporation médicale hésiterait à traîner devant les tribunaux des collègues qui ne se gêneraient sans doute pas pour leur répondre et leur jeter à la face les milliers de théories différentes employées par les orthodoxes scientifiques, qui mettent les malades dans l'état navrant que nous a décrit plus haut le célèbre Broussais.

Pour ce qui concerne les manœuvres sacerdotales, la tolérance est facile à comprendre : les deux corporations sont d'accord dans l'art de pratiquer l'abrutissement humain, les uns par l'empoisonnement à l'aide de leur *diafoirusisme* anti-scientifique qui, au dire de Stahl « tue sept malades sur dix » et les autres à l'aide de la vertu de prétendus saints imaginaires, dont ils prônent les pouvoirs, et dont ils n'implorent pas l'intervention pour eux-mêmes, car ils envahissent de préférence Lourdes et la Salette, Vichy, Bourbonne, Plombières et autres villes.

Et si nous voulons un exemple transcendant, tournons un regard de pitié sur la personne du pape Pie IX. Comment est-il mort? Couvert d'ulcères. Où sont alors les *miracles* de la catholicité ? A quoi servent les piscines de Lourdes, de la Salette, et que penser du pouvoir des reliques et des fétiches canonisés qu'ils étalent aux yeux du public ? Nous pensons que tout cela est de même facture que la jonglerie de la liquéfaction du sang de saint Janvier, à Naples. « Lorsque Championnet, à la tête d'une armée française, dit Larousse, se fut emparé de Naples, il apprit que dans un but d'exciter contre lui l'irritation populaire, le miracle de saint Janvier n'aurait point lieu. Au jour fixé pour l'exhibition du sang, il se rendit à la cathédrale. L'heure était arrivée, le sang n'était point en ébullition et la population commençait à se livrer à des vociférations. Le général républicain dit alors à un de ses aides de camp : « Allez vers le prêtre qui officie et déclarez-lui de ma part que si ce sang n'est pas en ébullition dans cinq minutes, je fais bombarder Naples. » — Les cinq minutes étaient loin d'être écoulées, lorsque le miracle se produisit au milieu des acclamations enthousiastes de la foule. » (*Dict univ*).

Nous avons la certitude, de concert avec l'opinion publique, que le règne des jongleries sacerdotales et le charlatanisme de la médecine pharmaceutique ont jeté leur râle et agonisent, et que prêtres et médecins, épouvantés du ravage et du discrédit qui les accablent, se rabattent en vain sur la pratique du magnétisme, ils n'obtiendront rien de probant, car les Théurges, guérisseurs par le fluide blanc des Esprits supérieurs, sont là qui se multiplient, et nous ne désespérons pas de voir avant peu l'humanité se réveiller de son matérialisme ; alors surgiront de tous côtés des guérisseurs, et le nombre en sera si grand, qu'il y en aura dans toutes les castes, et qu'il s'en trouvera même parmi les magistrats ; et alors si la persécution continuait, ils seraient obligés de s'asseoir eux-mêmes à leur propre tribunal, ce qui ne laisserait pas que d'être divertissant.

Et quand on y réfléchira, sans mauvaise foi, comment pourra-t-on accuser et condamner l'homme de bien qui aura regardé son ami avec recueillement et désintéressement, invoquant, pour le soulager et le guérir, l'assistance des Esprits blancs, lequel ami sera le plus souvent une victime abandonnée de la Faculté ? Jugera-t-on aussi la mère qui, par le feu de ses baisers et l'ardeur de ses prières aux Esprits aura arraché son enfant des bras de la mort ?...

Les temps prédits sont arrivés, les calamités se sont succédé, la douleur est à son comble; les hommes semblent vouloir, par un effort suprême, se dépouiller des fluides empestés du matérialisme, et les masses, épouvantées des conséquences de ces doctrines pestilentielles, implorent quiconque les délivrera de tous ces fléaux qui assombrissent le fluide éthéré des cieux.

L'heure a enfin sonné au cadran des destinées, où l'humanité épuisée doit se réveiller à la lumière de la vérité, dresser des temples au souvenir des Ieseus Christna, Apollonius de Tyane, des Gréatrakès, des Gassner et tant d'autres qui ont tenu le drapeau des Théurges guérisseurs avec honneur et courage, malgré la persécution et le martyre, et qui, du haut de leurs demeures célestes, laissent tomber une larme de pitié sur la poussière ensanglantée de la terre, nous rappelant que nous sommes tous enfants du même Dieu.

Théurges guérisseurs, qui, aujourd'hui, êtes encore en butte aux persécutions mesquines, aux sarcasmes de la mauvaise foi et de l'ignorance, fortifiez-vous dans la conviction que si vous appelez à vous les Esprits élevés, aux fluides blancs, votre faculté se développera et que vous obtiendrez des cures merveilleuses. Alors disparaîtra promptement cette lèpre médicale qui ronge l'humanité.

Les différents moyens employés pour guérir, soit par

le regard, la parole, le toucher, le contact, les frictions, l'emploi des objets fluidifiés, les pommades, différentes espèces de plantes, etc., tous se résument dans un seul : le concours des Esprits aux fluides blancs, qui sont attirés par l'amour du bien et la charité, auprès des patients qu'ils jugent dignes d'être guéris. Ils les saturent alors de fluide bienfaisant qu'ils projettent soit sur le médium guérisseur, soit sur des objets extérieurs qui servent de véhicule au fluide.

S'il n'est pas au pouvoir de tous d'avoir la faculté guérissante, tout le monde peut, avec le recueillement, la foi, une volonté sincère — ne crût-il pas au concours des Esprits — guérir, ou au moins soulager un malade.

Pour guérir avec le concours des esprits, il n'est besoin d'aucune étude : le sentiment de la charité, l'amour de ses semblables, le désintéréssement, sont les seules conditions pour développer cette précieuse faculté ; l'égoïsme, la cupidité, l'intérêt, l'orgueil qui animent les sectes sacerdotales et médicales sont autant de moyens contraires pour l'obtenir ; et, surtout, fuir toutes réunions magnétiques, somnambuliques, hypnotiques et la plupart des centres spirites, car nous avons la preuve certaine que beaucoup de THÉURGES guérisseurs, qui avaient, en suivant nos conseils, fait accourir la foule par les guérisons qui s'opéraient à leur contact, ont perdu l'assistance des Esprits blancs en fréquentant les centres ci-dessus énoncés, généralement guidés et assistés par des Esprits faux savants, saturés de fluides sombres.

Nous ne saurions donc trop engager les personnes qui veulent acquérir cette puissance à essayer ; et qu'elles ne se découragent pas si elles n'obtiennent que des résultats peu satisfaisants dans les commencements. La faculté de guérir ne se développe le plus souvent qu'en renouvelant les essais.

Dans le cas de maladies graves, réunir le plus de monde possible, ayant une pensée sympathique, autour du malade; appeler avec une foi vive, sincère, les esprits aux fluides blancs; rester en séance une heure au plus, renouveler les séances tous les jours, à la même heure, et éviter soigneusement toutes distractions. Ces réunions auront l'avantage de faire connaître ceux qui sont plus particulièrement doués pour guérir.

Ceux qui obtiennent des cures en employant des spécifiques quelconques tels que : pommades, tisanes, herbages ou autres préparations, possèdent la faculté de guérir par le concours des Esprits, qui saturent de fluides leurs remèdes.

L'expérience a prouvé depuis longtemps déjà que ces remèdes perdent de leur efficacité, manipulés et administrés par certaines personnes, ce qui donne la certitude que le fluide seul opère les guérisons.

La faculté de médecine, dans sa naïvete, a acheté des empiriques des formules de recettes qui faisaient merveille, administrés par de simples paysans guérisseurs, rebouteurs, etc. et qui, employés par les médecins, n'avaient aucun résultat et devenaient même dangereux, saturés qu'ils étaient du fluide noir empesté des esprits de bas étage, faux savants qui assitent généralement la majorité des médecins.

Puisque nous avons de si grandes preuves des résultats de guérisons obtenues par le fluide des esprits, sans le concours de remèdes quelconques, il serait de toute rigueur de cesser de traiter les malades au moyen de pommades, de plantes etc., puisque tout le monde peut guérir, ou du moins soulager les malades.

Nous pouvons conseiller à ceux qui connaissent la valeur hygiénique des plantes, herbes, légumes etc., de s'en servir pour se maintenir en bonne santé et prévenir les maladies.

La vertu tonique de beaucoup de végétaux employés à propos serait également d'un grand secours pour aider au rétablissement des malades, des convalescents, surtout de ceux qui ont été saturés de médicaments toxiques, employés à profusion par le charlatanisme médical.

Que chacun se pénètre bien que le fluide blanc des esprits des régions élevées n'émane que de leur bonne volonté, et que personne de nous ne peut en disposer à son caprice.

Le sentiment de l'attachement par la charité, qui rallie successivement tout ce qui vit et respire dans la création, peut seul trouver un écho auprès de ces êtres habitants les régions célestes, qui ont une souveraine pitié pour tous ceux qui, à l'exemple des prêtres, s'abaissent à vendre, pour un peu d'or, la parole de Dieu.

Laissons les lilliputiens du savoir médical officiel traiter de fous tous les géants de la pensée humaine, parce qu'ils croient ou ont cru à l'immortalité de l'âme, parce qu'ils ont la profonde conviction que ces milliers d'étoiles, de soleils, qui ornent la voûte éthérée des cieux, sont l'œuvre de Dieu et non du hasard.

Ne suivons pas ces singes ergoteurs : un sens atrophié de leur esprit retardataire les courbe sur les bancs vermoulus des écoles routinières, où règnent l'erreur, le mensonge, l'incrudulité, la matérialité bestiale qui enfantent l'orgueil, l'intolérance et la persécution. Ils ne comprennent pas que le GRAND MAITRE DES MONDES a gravé dans l'âme de tout ce qui respire le pressentiment, l'intuition divine de plus hautes destinées ; que nous avons au-dedans de nous-même une voix qui nous dit mystérieusement : « Courage !... Vois l'immensité des cieux, vois ces astres innombrables qui scintillent dans l'Infini : Après des pérégrinations successives, l'heure sonnera pour toi, où, transfiguré par *l'amour* et la *charité*, tu atteindras enfin ces *mondes supérieurs* qui rayonnent éblouissants dans le splendide Univers.

Émile Colin. — Imprimerie de Lagny.

www.ingramcontent.com/pod-product-compliance
Ingram Content Group UK Ltd.
Pitfield, Milton Keynes, MK11 3LW, UK
UKHW021824190726
13853UKWH00003B/1179

9 782329 605630